图解按摩治病窍诀

按摩

颈肩胸部病

主编 郭长青 冯 涛 杨淑娟 薛卫国

上海科学技术出版社

责任编辑　王红九

封面设计　赵　军

排版设计　谢腊妹

图书在版编目（CIP）数据

颈肩胸部病按摩／郭长青，冯涛，杨淑娟，薛卫国主
编．—上海：上海科学技术出版社，2011.6
（图解按摩治疗窍诀）
ISBN 978-7-5478-0693-7

Ⅰ. ①颈… Ⅱ. ①郭… ②冯… ③杨… Ⅲ. ①颈－疾
病－按摩疗法（中医）－图解②肩－疾病－按摩疗法（中
医）－图解③胸－疾病－按摩疗法（中医）－图解 Ⅳ.
① R244.1-64

中国版本图书馆 CIP 数据核字（2011）第 031784 号

上海科学技术出版社出版

中国图书进出口上海公司发行
（上海钦州南路 71 号　邮政编码 200235）
新华书店上海发行所经销
常熟市华顺印刷有限公司印刷
开本 787×1192　1/16　印张：6.5
字数：150 千字
2011 年 6 月第 1 版　2011 年 6 月第 1 次印刷
ISBN 978-7-5478-0693-7/R·230

主　编

郭长青　冯　涛　杨淑娟　薛卫国

副主编

张慧方　韩森宁　吴玉玲　刘乃刚

编　委

蒋昭霞　金晓飞　刘福水　钟鼎文　郭　妍
肖　红　段莲花　梁楚西　石少娟　费　飞
陶　琳　车　睿　蔡尚圭　朴贤庭　李住闵
张曾亮　郝　华　嘎拉台　王　琦　奥晓静
李芳杰

内容提要

　　本书是北京中医药大学针灸推拿学院具有多年临床经验和教学经验的专家学者集体编写而成。

　　本书分为三章，分别阐述颈部、肩部及胸部的常见疾病的按摩治疗。内容涉及颈、肩、胸部的损伤及其周围软组织的损伤，从疾病的概述、临床表现、按摩治病小窍诀等方面进行编写。本书对具体疾病中各类手法的运用进行详细描述，并且配以300余幅图片，用图解的方式列举了各种疾病常用的有效治疗手法，语言简洁，通俗易懂，图片清晰、准确，克服了以往此类图书一种手法配一张图片的不足，用一系列动作连贯的图片展示手法，更加直观、形象，易于学习操作。是一本初级医务工作者和按摩爱好者的参考书，也是一本家庭医疗的普及读物。

前　言

　　按摩，又称"推拿"、"按蹻"、"乔摩"、"乔引"、"案扤"等，是人类最古老的一门医术，也是中医学伟大宝库的重要组成部分。几千年来为中华民族的健康事业作出了巨大贡献。

　　按摩疗法的起源可以追溯至远古时期。先民们生存环境险恶，在遇到意外损伤时，由于用手按抚体表患处而感到疼痛减轻或缓解，从而逐渐发现其特殊的治疗作用，并在长期实践的过程中逐步形成了这一独特疗法。

　　按摩防治手段，主要通过操作者将手或肢体的其他部位，或借助一定器具，在受治者体表做规范性的动作，以防治疾病为目的。对正常人来说，能增强人体的自然抗病能力，取得保健效果；对患者来说，既可使局部症状消退，又可加速恢复患部的功能，从而收到良好的治疗效果。

　　在当今生物医学模式向着生物－心理－社会医学模式发展的背景下，由于疾病谱的变化，人们治疗疾病的方法正在从偏重于手术和合成药物，逐渐向重视自然疗法和非药物治疗转变。按摩疗法经济简便，不需要特殊医疗设备，也不受时间、地点、气候条件的限制，随时随地都可实行，平稳可靠，易学易用，无任何副作用，在预防和临床中适应范围较广。正因其具有适应证广、疗效显著、简便易行、无毒副作用等特点，成为深受广大群众喜爱的养生健身措施，尤其适用于家庭自我保健。

为了普及按摩疗法，编者根据多年的研究成果和临床经验，在参考大量有关资料的基础上，编写了《图解按摩治病窍诀》系列图书。本套丛书按摩操作均配以真人实际操作图片，用图解的方式呈现了各种疾病常用按摩治疗手法的基本操作，语言简洁，通俗易懂，图片清晰准确、一目了然，易于学习和操作。

本书是《图解按摩治病窍诀》系列图书中的《颈肩胸部病按摩》部分，以图文并茂的形式介绍了常见颈肩胸部疾病的按摩治疗方法。

目 录

第一章

颈部疾病按摩

颈 部 扭 挫 伤

因各种暴力使颈部过度扭转，或受暴力打击使颈部软组织损伤，出现颈部肌肉、韧带痉挛疼痛、活动受限为主要表现的疾病，称为颈部扭挫伤，中医学称之为"颈部伤筋"。本病主要是由于外力作用在颈部，造成颈部肌筋损伤，伤及脉络，气血阻滞，筋脉不通，筋位失常所致。临床中损伤部位好发于胸锁乳突肌、斜方肌上部、斜角肌、颈夹肌及头长肌等，尤其以胸锁乳突肌及斜方肌上部多见。治宜活血化瘀，舒筋止痛。

✳ 临床表现

(1) 有明确颈部损伤史。损伤较轻者仅出现疼痛，无明显肿胀；损伤较重者除局部疼痛的症状外，还可出现局部肿胀。

(2) 颈部活动受限。颈部呈僵直状，因颈部肌肉痉挛，头颈僵直而固定在某一特定的姿势上，或向左侧偏，或向右侧偏。

✳ 按摩治病小窍诀

(1) 捏拿颈项肌：患者正坐位，术者站在患者的侧后方，一手扶住患者的头部，另一手在颈部压痛点和痛性结节做广泛且深透的拿法，约5分钟。施术时拇指与其余四指对合呈钳形，施以夹力，以掌指关节的屈伸运动所产生的力，捏拿治疗部位，即捏而提起称为拿法，拿时自上而下，前臂放松，手掌空虚，捏拿的方向要与肌腹垂直，动作要有连贯性，用力由轻到重，不可突然用力，注意指间关节不动。重点放松颈部两侧肌肉，此时患者局部应有酸胀感。（图1-1，图1-2）

(2) 点按风池：患者正坐位，术者站于患者侧后方，以一手扶患者前额，另一手拇指点按风池穴约1分钟。施术时以拇指指端着力，持续按压人体的穴位，即为点法，也称点穴。在点穴时配合瞬间加大力度点按人体的穴位，即为点按。注意施术时手指应用力保持一定姿势，避免在点的过程中出现手指过伸或过屈，造成损伤。（图1-3）

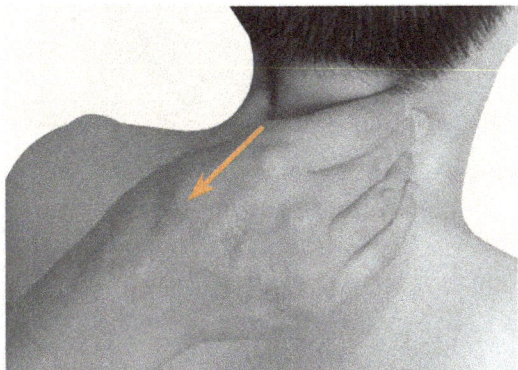

图 1-1 捏拿颈项肌 1

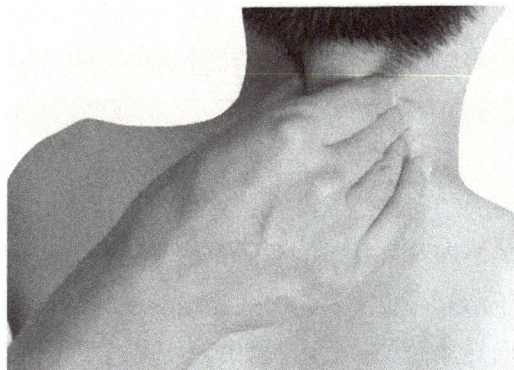

图 1-2 捏拿颈项肌 2

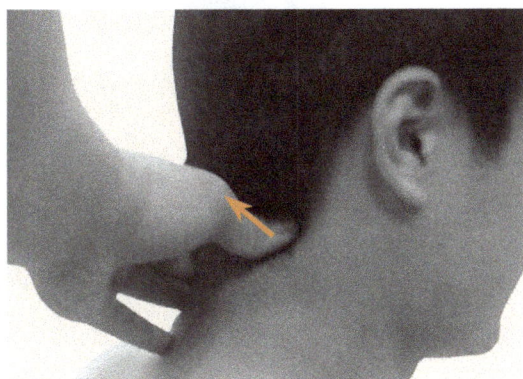

图 1-3 点按风池

(3) 弹拨颈项部痛点：患者正坐位，术者站在患者的侧后方，以一手固定患者前额，另一手的拇指罗纹面弹拨颈部痛点及痛性结节，约 3 分钟。弹拨法施术时以拇指罗纹面按于施治部位上，以上肢带动拇指，垂直于肌腱、肌腹、条索往返用力推动，先按后拨，掌指关节及指间关节不动，拇指应做对掌运动，随后反复弹拨颈项后、枕部肌肉数分钟，以缓解肌肉痉挛，促进局部血液循环，减轻疼痛。(图 1-4，图 1-5)

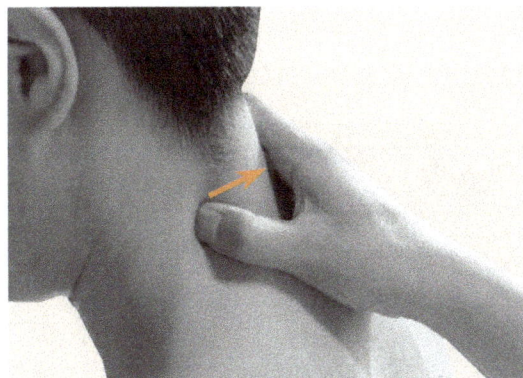

图 1-4 弹拨颈项部痛点 1

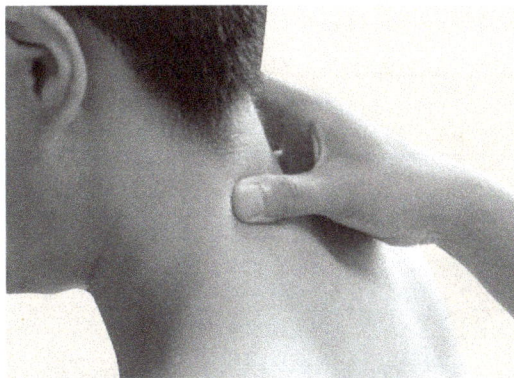

图 1-5 弹拨颈项部痛点 2

(4) 㨰揉肩背：患者正坐或俯卧位，术者站于其身侧，用㨰法放松肩背部肌肉 8 ~ 10 分钟。施术时用小指、环指、中指背侧及掌指关节着力于臀部，以小指掌指关节背侧为支点，肘关节伸直，靠前臂的旋转及腕关节的屈伸，使产生的力作用于治疗部位上。先由病变远端或健侧逐渐向最痛部位接近，力量由轻到重（图 1–6，图 1–7，图 1–8）。

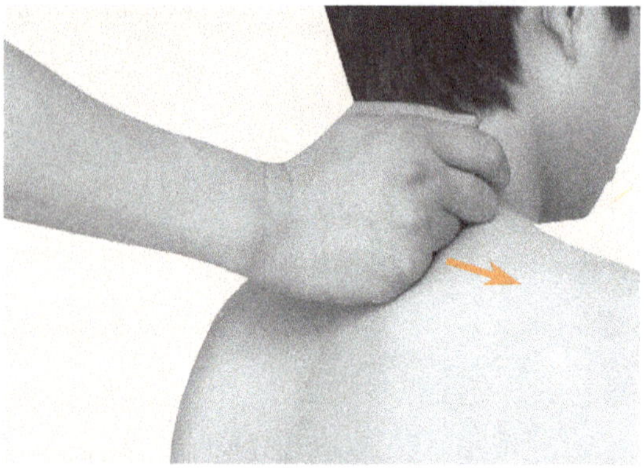

图 1–6 㨰揉肩背 1

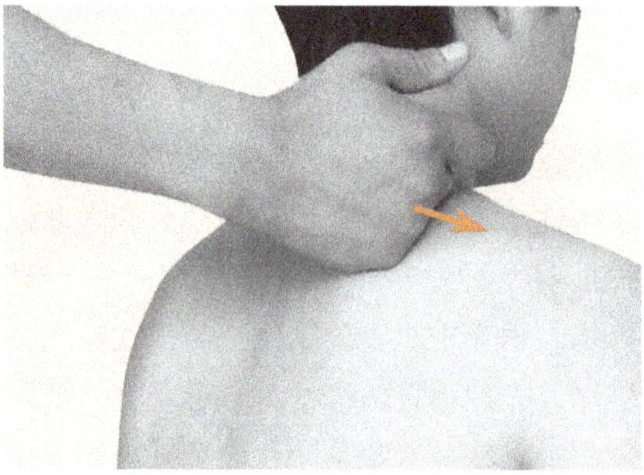

图 1–7 㨰揉肩背 2

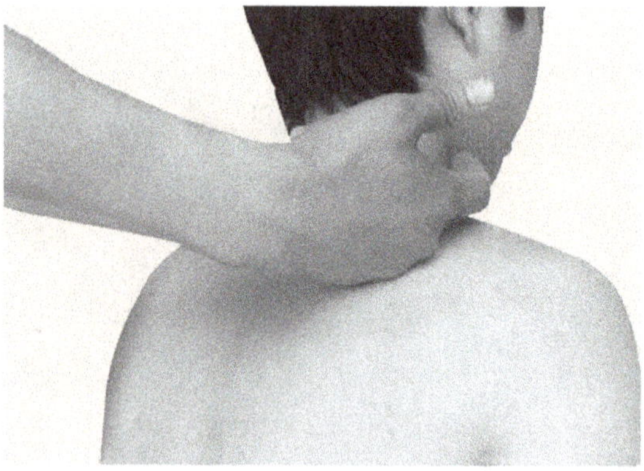

图 1–8 㨰揉肩背 3

(5) 摇肩关节：患者正坐位或卧位，术者站于患者侧后方，用㨰法在患侧肩关节上操作，注意在生理范围内施术，时间约 1 分钟。施术时术者一手托住患侧肘关节，另一手轻压在患侧肩关节上，使肩关节沿前下→前上→后上→后下的方向摇动。注意摇动的范围要逐渐加大。(图 1–9，图 1–10，图 1–11)

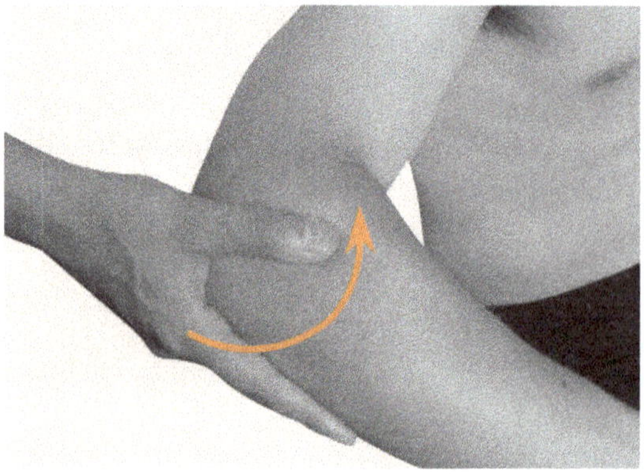

图 1–9 摇肩关节 1

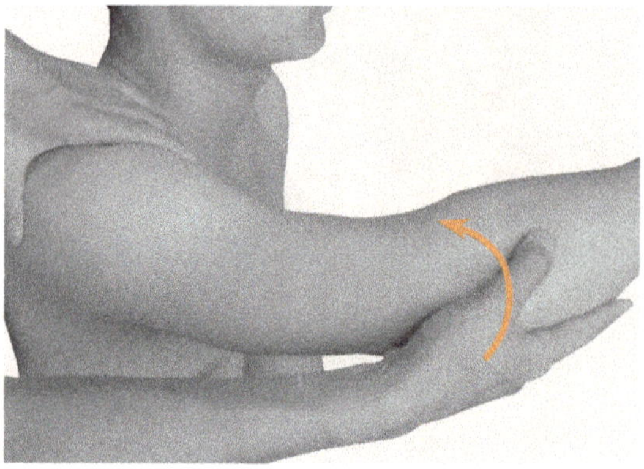

图 1–10 摇肩关节 2

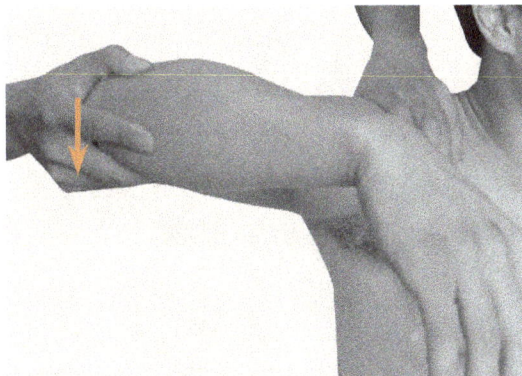

图 1-11 摇肩关节 3

(6) 小鱼际侧击颈肩部：患者正坐位，术者站于其患侧侧后方，双手合十，用双手手掌尺侧侧击颈肩部 2 分钟。施术时腕关节放松，双手手掌尺侧有节律地弹性击打局部，力度以患者觉舒适为度（图 1-12，图 1-13）。

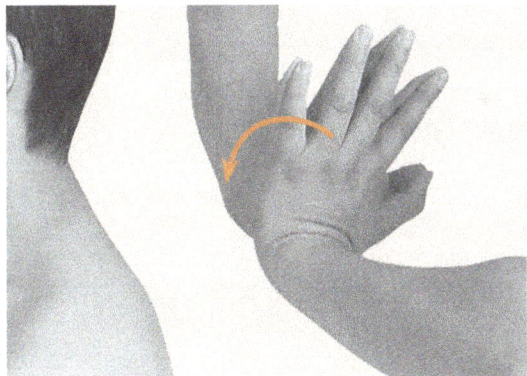

图 1-12 小鱼际侧击颈肩部 1

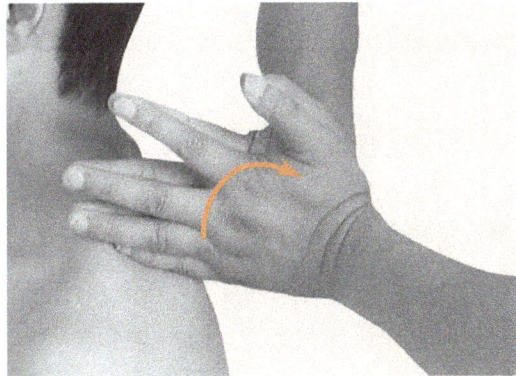

图 1-13 小鱼际侧击颈肩部 2

小贴士 TIPS

(1) 首先应排除颈椎骨折、脱位后，才可施用上述手法，切忌盲目治疗，以免加重损伤。

(2) 颈项部施用推拿手法时，手法宜轻柔，切忌粗暴，以免损伤颈项部脊髓造成截瘫。

(3) 可配合一些理疗，外擦正红花油等治疗。

落　枕

　　落枕又称失枕，是一种常见的颈项部软组织损伤性疾病，因睡醒后出现颈项部酸痛、活动不利等症状。其主要临床特征为：睡醒后出现颈项部疼痛，活动不利，颈项不能自由旋转以及后倾等。主要病因为睡眠姿势不良，使颈项部长时间处于过度扭转状态；或睡眠时枕头过低、过高、过硬，使颈项长时间处于过伸位或过屈位。其损伤性质为静力性损伤，即颈项部肌肉长时间过度紧张，就会发生落枕，而非突发性的损伤。中医学认为，平素身体衰弱，气血不足或运行不畅，筋肉缺乏锻炼，舒缩活动失调，复感受风寒之邪，风寒客于颈项部肌肉，致使经络不舒，气血凝滞而痹阻不通，僵直疼痛而致本病。本病多见于青壮年，男多于女，春冬两季发病率较高。本病起病较快，病程短，多在1周内可自行痊愈，但易于复发。

✳ 临床表现

　　(1) 一般无外伤史，多因睡眠姿势不良或感受风寒后所致。

　　(2) 急性发病，多数患者在晨起时突然感觉颈项部疼痛不适，出现一侧颈部疼痛、酸胀，头部被迫采取强迫体位，不能自由转动，俯仰也感困难。活动时伤侧胀痛加剧，严重者使头部歪向病侧。

　　(3) 患侧常有颈肌痉挛，胸锁乳突肌、斜方肌、大小菱形肌及肩胛提肌等处压痛和僵直，在肌肉紧张处可触及肿块和条索状的改变。

　　(4) 由外感风寒所致者，患者有恶风怕冷感，风寒刺激后症状加重。严重者可向肩背部或一侧上臂放射。

✳ 按摩治病小窍诀

　　(1) 点穴止痛：患者正坐位，术者站于其患侧侧后方，用拇指指端用力向下点按患侧合谷、外关、落枕穴，每穴点按半分钟至1分钟，强刺激，点穴的同时应嘱患者活动颈部。待疼痛缓解后再进行其他手法治疗（图1-14，图1-15）。

　　操作方法如下：

　　1) 点按合谷：患者正坐位，术者站于患者侧前方，以一手握住患者其余四指，另一手用拇指指腹点按合谷穴约1分钟。施术时以拇指指端着力，持续按压人体的穴位，即为点法，也称点穴。在点穴时配合瞬间加大力度点按人体的穴位，即为点按。注意施术时手指应用力保持一定姿势，避免在点的过程中出现手指过伸或过屈，造成损伤。（图

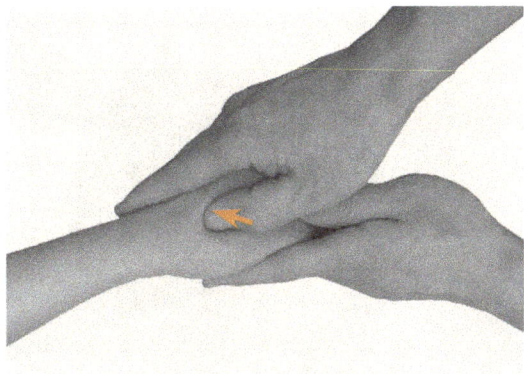

图1-14 点按合谷

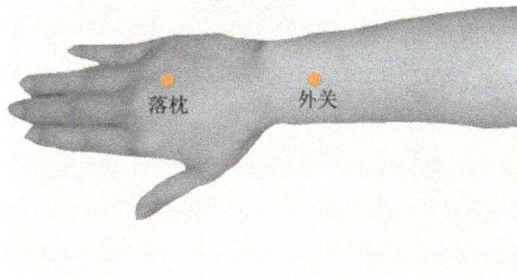

图1-15 点按落枕、外关

1-14)

2) 点按外关：患者正坐位，术者站于患者侧后方，以一手扶患者手腕，另一手拇指指腹点按外关穴约1分钟。施术时以拇指指端着力，持续按压人体的穴位，即为点法，也称点穴。在点穴时配合瞬间加大力度点按人体的穴位，即为点按。注意施术时手指应用力保持一定姿势，避免在点的过程中出现手指过伸或过屈，造成损伤。（图1-15）

3) 点按落枕：患者正坐位，术者站于患者侧后方，以一手握住患者四指，另一手用拇指指腹点按落枕穴约1分钟。施术时以拇指指端着力，持续按压人体的穴位，即为点法，也称点穴。在点穴时配合瞬间加大力度点按人体的穴位，即为点按。注意施术时手指应用力保持一定姿势，避免在点的过程中出现手指过伸或过屈，造成损伤。（图1-15）

(2) 揉拿颈肩：患者正坐位，术者站在患者的侧后方，在颈项部和肩部施用揉拿法。力量要广泛且深透，约5分钟。施术时拇指与其余四指对合呈钳形，施以夹力，以掌指关节的屈伸运动所产生的力，捏拿治疗部位，即捏而提起称为拿法，拿时顺序应从上到下，从中央到两边，从健侧到患侧，力量由小到大，力量作用的层次从浅到深，前臂放松，手掌空虚，揉拿的方向要与肌腹垂直，动作要有连贯性，用力由轻到重，不可突然用力，注意指间关节不动。重点放松胸锁乳突肌和斜方肌，患者局部应有酸胀感。（图1-16，图1-17）

(3) 拔伸颈部：患者仰卧位，术者坐于其头前方，一手托住患者后枕部，另一手置于患者下颌处，两手同时用力缓慢拔伸患者颈部。本法纠正颈椎椎间关节的紊乱，同时也可缓解颈部肌肉痉挛。（图1-18）

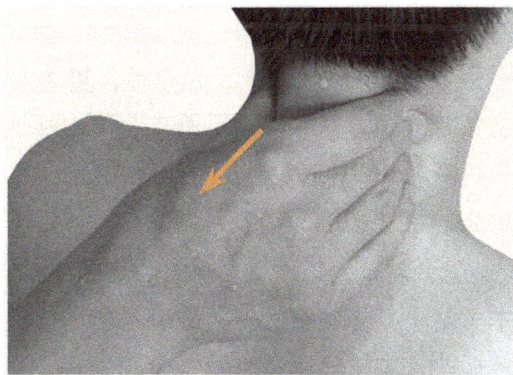

图1-16 揉拿颈肩1

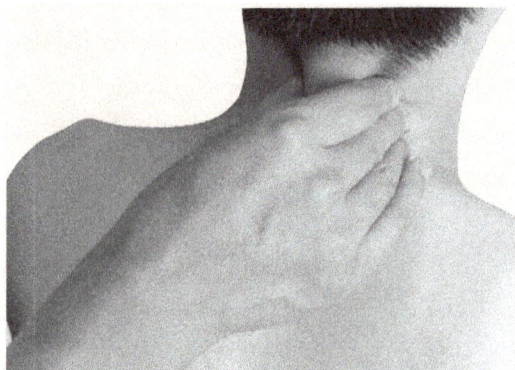

图 1-17 揉拿颈肩 2

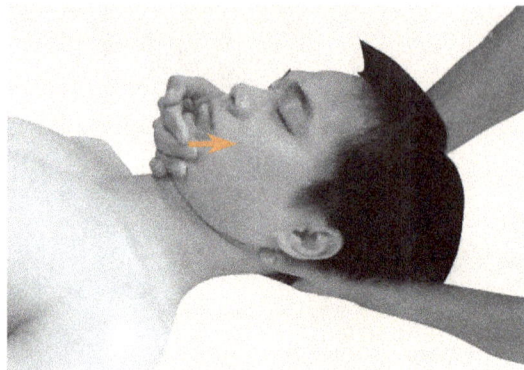

图 1-18 拔伸颈部

(4) 掌擦肩部：患者正坐位，术者站于其患侧侧后方，用手掌在颈肩部做擦法约 1 分钟。施术时以手掌着力，要做直线往返快速擦动，以透热为度，用以改善局部血液循环，缓解肌肉痉挛，达到活血止痛的目的。(图 1-19，图 1-20)

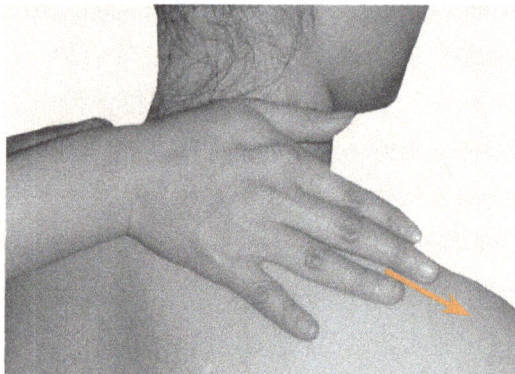

图 1-19 掌擦肩部 1

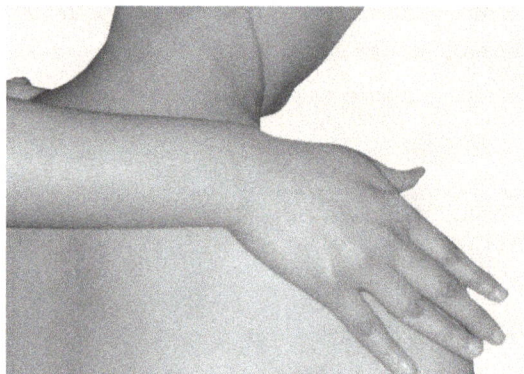

图 1-20 掌擦肩部 2

(5) 小鱼际侧击局部：患者正坐位，术者站于其患侧侧后方，双手合十，用双手手掌尺侧侧击颈肩部 2 分钟。施术时腕关节放松，双手手掌尺侧有节律地弹性击打局部，力度以患者觉舒适为度。(图 1-21，图 1-22)

(6) 颈椎定位旋转扳法：患者正坐位，术者站于其患侧侧后方，施以颈椎定位旋转扳法，本法适用于有棘突偏歪、旋转活动受限者。(图 1-23)

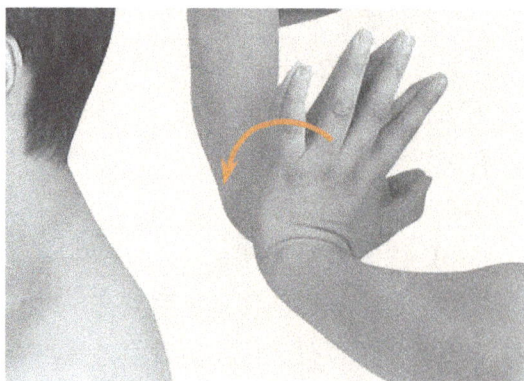

图 1-21 小鱼际侧击局部 1

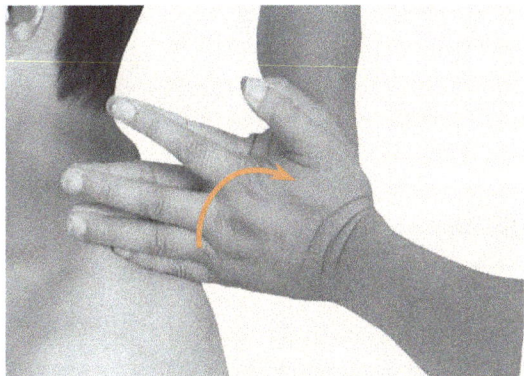

图1-22 小鱼际侧击局部2

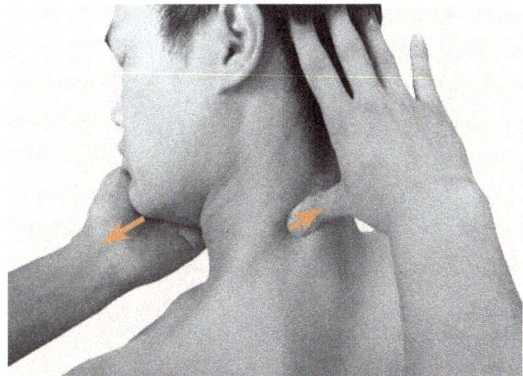

图1-23 颈椎定位旋转扳法

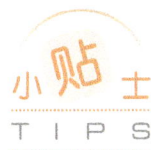

小贴士
T I P S

(1) 睡枕要合适，避免受风寒。
(2) 手法旋转颈部时要轻柔，切忌粗暴。
(3) 可配合理疗，外擦活血舒筋药水以求速效。
(4) 若反复发生落枕，可导致颈椎病。

颈椎小关节错缝

颈椎小关节错缝，系指颈椎小关节在扭转外力作用下，发生侧向微小移动，且不能自行复位而导致颈椎功能障碍者。颈椎的关节突较低，上关节突朝上偏于后方，下关节突朝下偏于前方。关节囊较松弛，可以滑动，横突之间往往缺乏横突韧带，因此，颈椎的稳定性较差。

✳ 临床表现

(1) 有外伤史或无明显外伤史。

(2) 颈肩酸胀痛不适。

(3) 有时颈部基本无不适，而仅有因刺激交感神经纤维而产生的症状，如头痛或头晕，或眼胀、视力减退、耳鸣、听力下降、失眠、记忆力减退或心胸不适，有时心慌、血压异常等。

(4) 颈部僵硬、活动不自如，颈部屈伸、左右侧弯、左右旋转的部分活动轻度受限，有牵掣感。

（5）触诊颈椎两侧小关节突，病变小关节处有隆凸、两侧明显不对称，关节突上的软组织手感增厚，并有明显触压痛感。

✖ 按摩治病小窍诀

（1）揉拿颈项肌：患者正坐位，术者站在患者的侧后方，一手扶住患者的头部，另一手在颈部压痛点和痛性结节做广泛且深透的揉拿法，约5分钟。施术时拇指与其余四指对合呈钳形，施以夹力，以掌指关节的屈伸运动所产生的力，揉拿治疗部位，捏而提起称为拿法，拿时自上而下，前臂放松，手掌空虚，捏拿的方向要与肌腹垂直，动作要有连贯性，用力由轻到重，不可突然用力，注意指间关节不动。重点放松颈部两侧肌肉，此时患者局部应有酸胀感。（图1-24，图1-25）

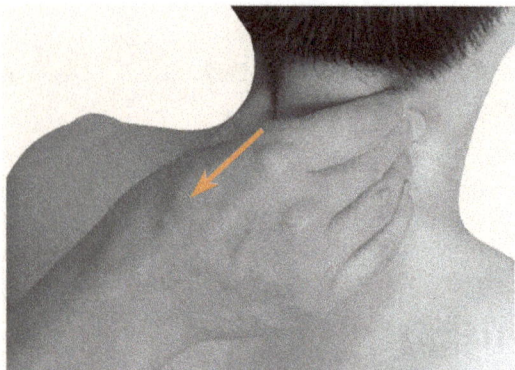

图1-24　捏拿颈项肌1

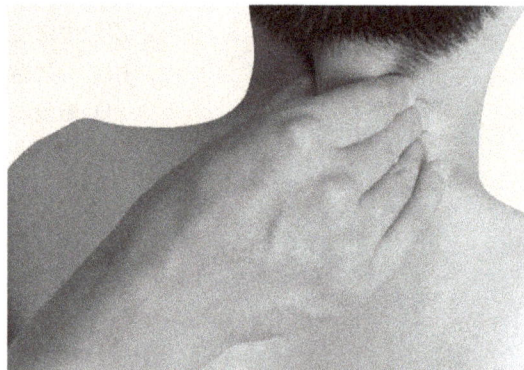

图1-25　捏拿颈项肌2

（2）点按风池：患者正坐位，术者站于患者侧后方，以一手扶患者前额，另一手拇指点按风池穴约1分钟。施术时以拇指指端着力，持续按压人体的穴位，即为点法，也称点穴。在点穴时配合瞬间加大力度点按人体的穴位，即为点按。注意施术时手指应用力保持一定姿势，避免在点的过程中出现手指过伸或过屈，造成损伤。（图1-26）

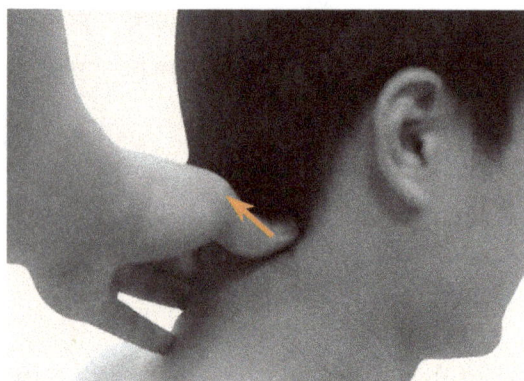

图1-26　点按风池

（3）弹拨颈项部痛点：患者正坐位，术者站在患者的侧后方，以一手固定患者前额，另一手的拇指罗纹面弹拨颈部痛点及痛性结节，约3分钟。弹拨法施术时以拇指罗纹面按于施治部位上，以上肢带动拇指，垂直于肌腱、肌腹、条索往返用力推动，先按后拨，掌指关节及指间关节不动，拇指应做对掌运动，随后反复弹拨颈项后、枕部肌肉数分钟，以缓解肌肉痉挛，促进局部血液循环，减轻疼痛。（图1-27，图1-28）

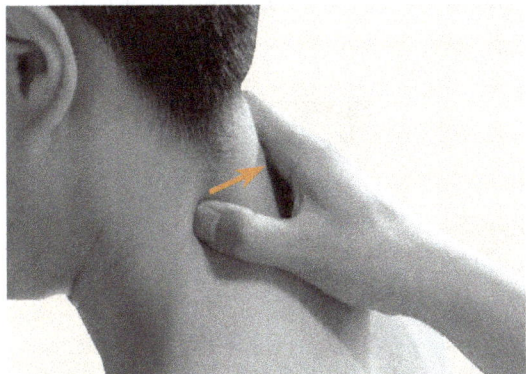

图1-27 弹拨颈项部痛点1

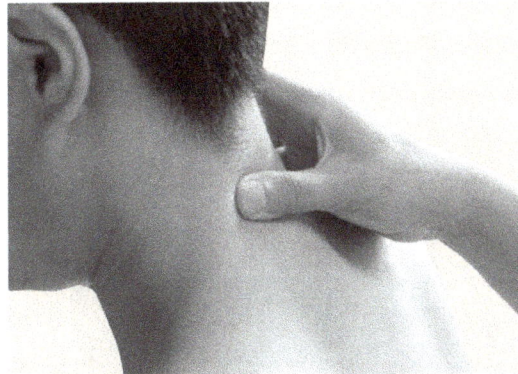

图1-28 弹拨颈项部痛点2

（4）拿肩井：患者取坐位，术者立于其后，拿肩井穴10次，力度以患者能耐受为度。施术时一手的拇指与其余四指对合呈钳形，施以夹力，在施治部位做广泛且深透的拿法，拿时自上而下，放松肌肉。在做拿法时，前臂放松，手掌空虚，捏拿的方向要与肌腹垂直，动作要连贯，用力由轻到重，不可突然用力，应以掌指关节运动为主捏拿肌腹，指间关节不动。（图1-29，图1-30，图1-31）

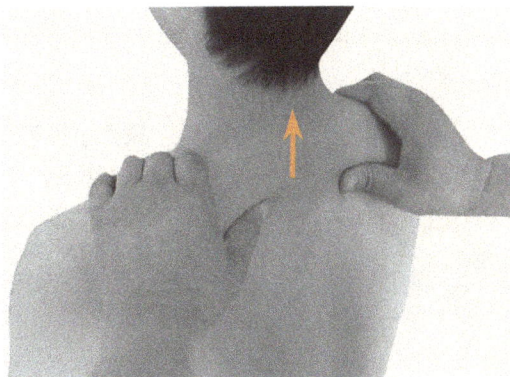

图1-29 拿肩井1

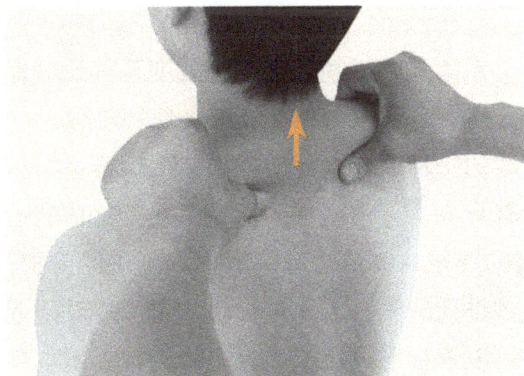

图1-30 拿肩井2

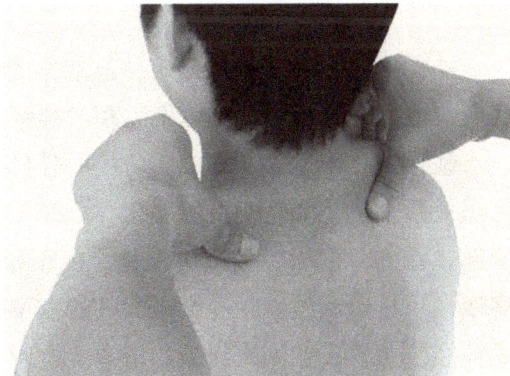

图1-31 拿肩井3

（5）拔伸减压：患者仰卧位，术者站于其患侧侧后方，一手托住患者后枕部，另一肘夹住患者下颌，反复用力，缓慢向后上方拔伸患者颈部。本法纠正颈椎小关节的紊乱，同时也可缓解颈部肌肉痉挛。（图1-32）

（6）颈椎定位旋转扳法：患者正坐位，术者站于其患侧侧后方，施以颈椎定位旋转扳法，本法适用于有棘突偏歪、旋转活动受限者。（图1-33）

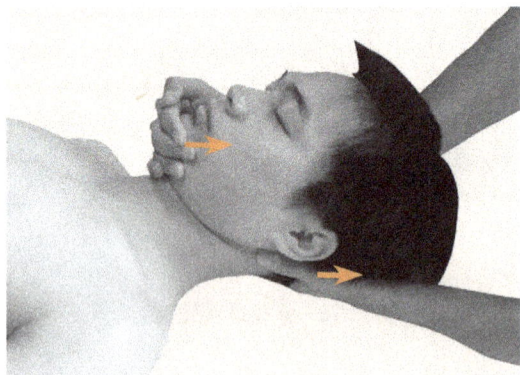

图1-32 拔伸减压

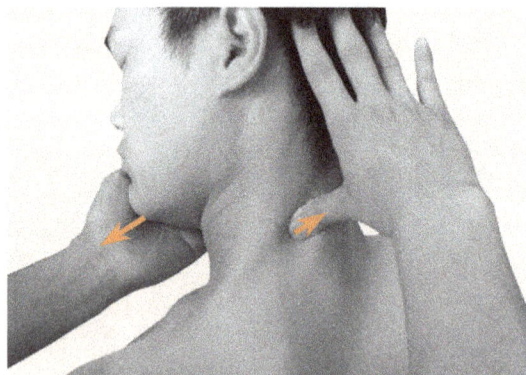

图1-33 颈椎定位旋转扳法

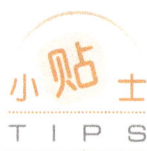

小贴士 TIPS

（1）颈椎小关节错缝复位后，可用前高后低的环形围领进行固定，也可佩戴颈托固定。

（2）练功疗法：去掉外固定后，积极锻炼颈部的伸肌，使颈部保持在伸直位，睡眠时颈下或肩下垫枕头，使颈部处于轻度伸直位。

神经根型颈椎病

神经根型颈椎病是颈椎病中最常见的一种，系指颈椎椎间盘退行性改变及其继发性病理改变所导致神经根受压引起相应神经分布区疼痛、麻木为主要临床表现的总称。

颈椎病是因为颈椎长期的劳损、外伤而形成的一种退行性病变。患者的颈椎组织和组织关系上起了比较明显的变化。如颈椎的骨赘形成，可在颈椎的前后角及其椎体的边缘部，看到骨质增生和韧带钙化。由于椎间盘的退化，关节边缘的磨损和韧带的劳损、痉挛，可导致颈椎椎间孔、椎间隙的变窄，椎体排列的失常。而这一切均可形成对附近的神经、血管及各种软组织的压迫。这种压迫可以直接形成症状。但人体的软组织本身具有很强的适应性。

在颈椎病中，由于神经根受压而产生一系列神经根疼痛窜麻等症状，而椎动脉、静脉也可因炎性改变而粘连，固定。

✵ 临床表现

(1) 多数在 30 岁以上发病。起病缓慢，病程长，反复发作。近年该病有年轻化趋势。

(2) 颈肩背疼痛。此种疼痛可为持续性隐痛或酸痛，亦可为阵发性剧痛。下位颈椎病变可向前臂放射，手指有神经根性分布的麻及疼痛。有时患侧手握力减弱，手中握物有突然掉落的现象。多为单侧，也可为双侧。有些病例伴有头痛、头晕、视物模糊、耳鸣等。

(3) 颈部发僵、活动受限。当颈部活动或腹压增加时症状加重。

✵ 按摩治病小窍诀

(1) **拿揉颈肩**：患者正坐位，术者站于其患侧侧后方，在颈项部施用拿揉法。施术时拇指与其余四指对合呈钳形，施以夹力，以掌指关节的屈伸运动所产生的力，自上而下捏拿治疗部位约 5 ～ 8 分钟，重点是胸锁乳突肌和斜方肌。放松时应从上到下，从中央到两边，从健侧到患侧，力量从小到大，作用层次由浅至深。（图 1-34，图 1-35）

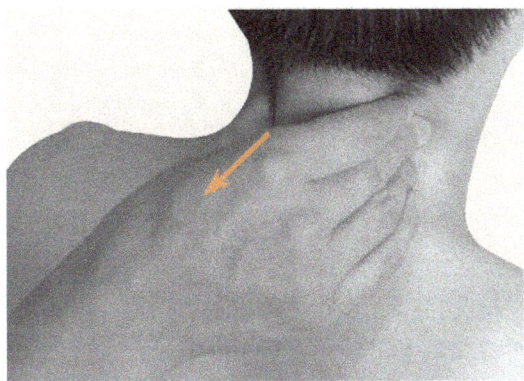

◄ 图 1-34　拿揉颈肩 1 ►

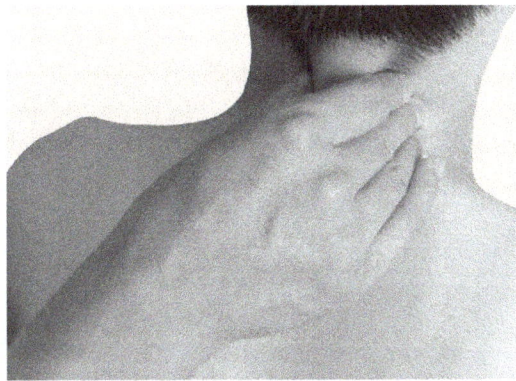

◄ 图 1-35　拿揉颈肩 2 ►

(2) **弹拨颈肩痛点**：患者正坐位，术者站于其患侧侧后方，用拇指指端弹拨局部痛点，每处各约 1 分钟。施术时力集中于指端，以拇指端施力，其余四指放置于肢体另一侧起辅助支撑作用，将着力的指端插入肌筋缝隙之间，由轻而重，由慢而快地弹而拨之。（图 1-36，图 1-37）

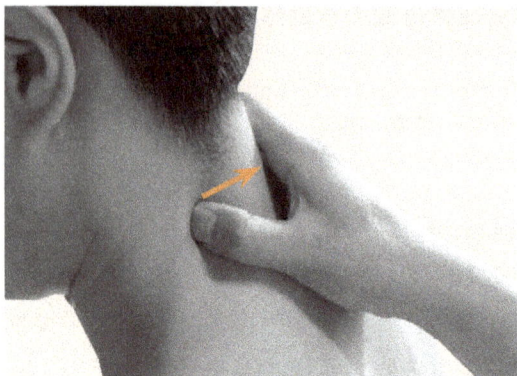

━━━◀•❖ 图1-36 弹拨颈肩痛点1 ❖•▶━━━

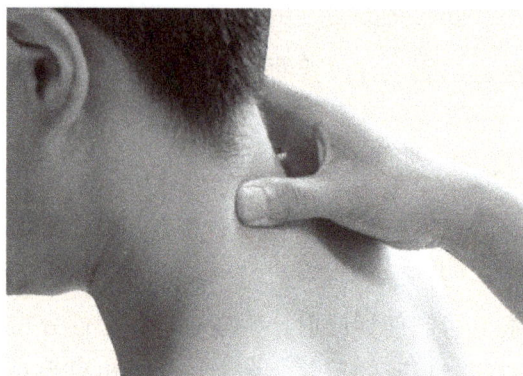

━━━◀•❖ 图1-37 弹拨颈肩痛点2 ❖•▶━━━

（3）拿揉上肢：患者正坐位，术者坐于其患侧，用轻柔的拿揉法从上臂经肘部沿前臂背侧治疗，往返操作5～8遍。施术时拇指与其余四指对合呈钳形，施以夹力，以掌指关节的屈伸运动所产生的力，自上而下往返捏拿治疗部位，力量从小到大，作用层次由浅至深。（图1-38，图1-39）

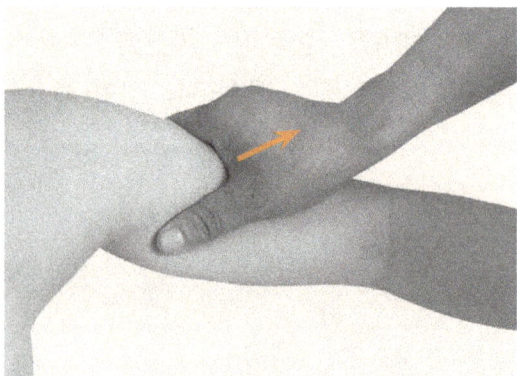

━━━◀•❖ 图1-38 拿揉上肢1 ❖•▶━━━

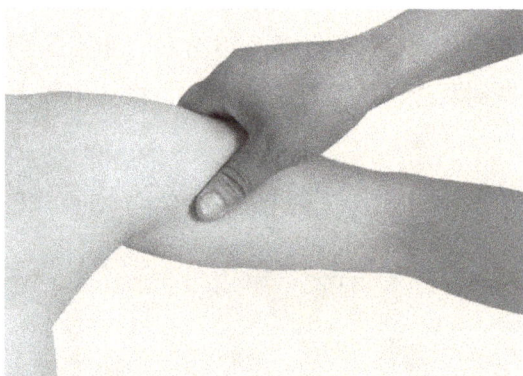

━━━◀•❖ 图1-39 拿揉上肢2 ❖•▶━━━

（4）轻捻手指：患者正坐位，术者坐在其患肢侧，用捻法在手指节上操作，动作要求轻快，每手指操作2～3遍。施术时以拇指与示指末端捏住施治的部位，着力作对合的左右或上下或前后的旋转捻动。注意以两手指的对合力，对称着力捻转，往返捻动，捻而滑动，用力不可呆滞，着力应相缓、持续，避免损及皮表。（图1-40,图1-41,图1-42）

（5）拔伸减压：患者仰卧位，术者站于其患侧侧后方，一手托住患者后枕部，另一肘夹住患者下颌，反复用力，缓慢向后上方拔伸患者颈部。本法纠正颈椎小关节的紊乱，同时也可缓解颈部肌肉痉挛。（图1-43）

（6）颈椎定位旋转扳法：患者正坐位，术者站于其患侧侧后方，施以颈椎定位旋转扳法，本法适用于有棘突偏歪、旋转活动受限者。（图1-44）

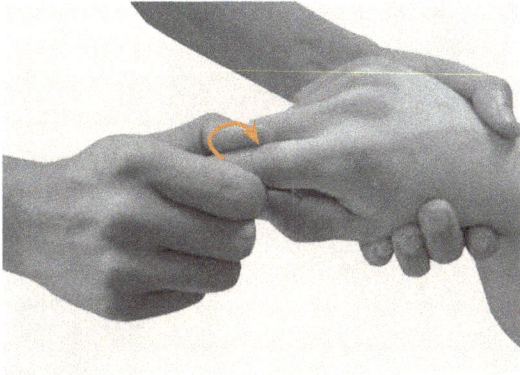

━━━◆◁ 图 1-40 轻捻手指 1 ▷◆━━━

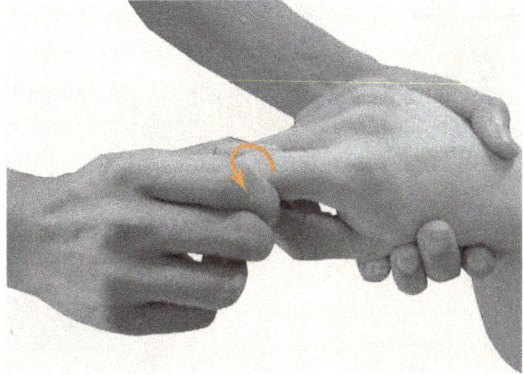

━━━◆◁ 图 1-41 轻捻手指 2 ▷◆━━━

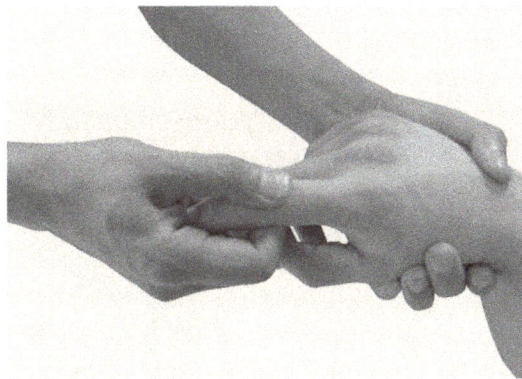

━━━◆◁ 图 1-42 轻捻手指 3 ▷◆━━━

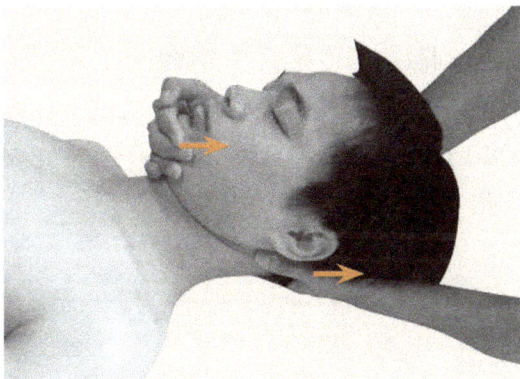

━━━◆◁ 图 1-43 拔伸减压 ▷◆━━━

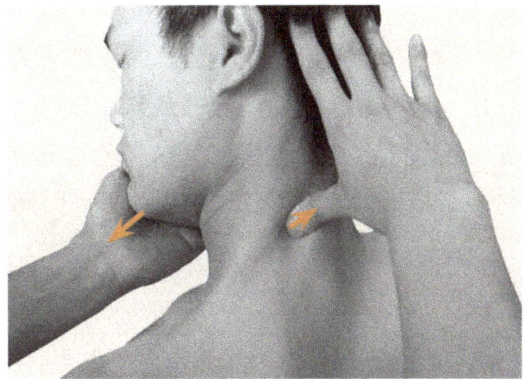

━━━◆◁ 图 1-44 颈椎定位旋转扳法 ▷◆━━━

　　(7) 小鱼际侧击颈肩部：患者正坐位，术者站于其患侧侧后方，双手合十，用双手手掌尺侧侧击颈肩部 2 分钟。施术时腕关节放松，双手手掌尺侧有节律地弹性击打局部，力度以患者觉舒适为度。(图 1-45，图 1-46)

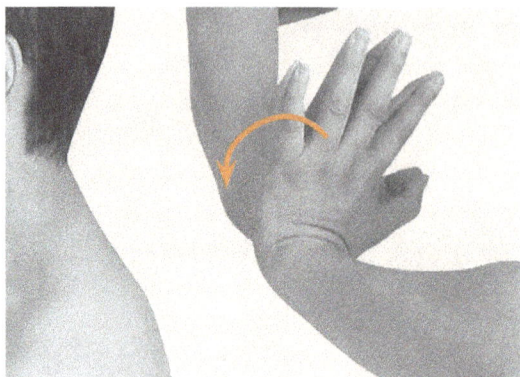

图 1-45 小鱼际侧击颈肩部 1

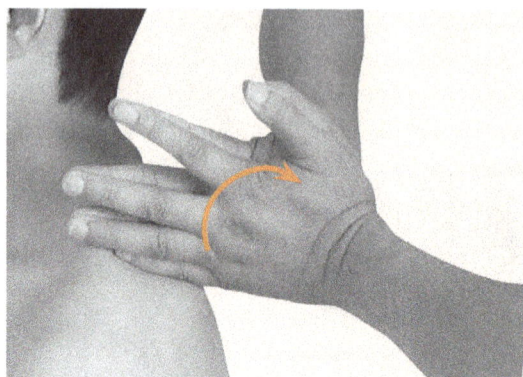

图 1-46 小鱼际侧击颈肩部 2

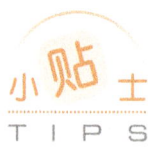

小贴士
TIPS

（1）注意保暖，避免受凉。

（2）注意休息，避免长时间伏案工作。

（3）加强颈部功能锻炼，注意睡姿，避免使用过高或过低的枕头。

颈椎间盘突出症

　　颈椎间盘突出症是指膨出的纤维或突出的髓核刺激或压迫其后方的软组织，特别是脊髓与脊神经，从而引起一系列临床症状与体征的一种常见病症。是临床常见的脊柱病变，仅次于腰椎间盘突出。本病多见于 20 岁～40 岁的青壮年，男性发病多于女性，农村多于城市。由于下位颈椎活动多，因此颈 5、颈 6、颈 7 易发病。

✳✳ 临床表现

　　(1) 头颈部外伤史或无明显外伤史。

　　(2) 根据椎间盘向椎管内突出的位置而有不同的临床表现：

　　1) 侧方突出型：颈脊神经根受到刺激或压迫，表现为单侧的根性症状。轻者出现颈脊神经支配区（即患侧上肢）的麻木感，重者可出现受累神经节段支配区的剧烈疼痛，如刀割样或烧灼样，同时伴有针刺样或过电样窜麻感，疼痛症状可因咳嗽而加重。此外，尚有痛性斜颈、肌肉痉挛及颈部活动受限等表现，尚可出现上肢发沉、无力、握力减退、持物坠落等现象。体格检查可发现被动活动颈部或从头部向下作纵轴方向加压时均可引起疼痛加重，受累神经节段有运动、感觉及反射的改变，神经支配区域相应肌力减退和肌肉萎缩等表现。

2) 旁中央突出型：有单侧神经根及单侧脊髓受压的症状。除有侧方突出型的表现外，尚可出现不同程度的单侧脊髓受压的症状，表现为病变水平以下同侧肢体肌张力增加、肌力减弱、腱反射亢进、浅反射减弱，并出现病理反射，可出现触觉及深感觉障碍；对侧则以感觉障碍为主，即有温度觉及痛觉障碍，而感觉障碍的分布多与病变水平不相符合，病变对侧下肢的运动功能良好。

3) 中央突出型：此型无颈脊神经受累的症状，表现为双侧脊髓受压。早期症状以感觉障碍为主或以运动障碍为主，晚期则表现为不同程度的上运动神经元或神经束损害的不全痉挛性瘫痪，如步态笨拙，活动不灵，走路不稳，常有胸、腰部束带感，重者可卧床不起，甚至呼吸困难，大、小便失禁。检查可见四肢肌张力增加，肌力减弱，腱反射亢进，浅反射减退或消失，病理反射阳性，髌阵挛及踝阵挛阳性。

(3) 颈椎 X 线片可观察到：①颈椎生理弧度减小或消失；②年轻或急性外伤性突出者，椎间隙可无明显异常，但年龄较大者，受累椎间隙可有不同程度的退行性改变；③椎前软组织阴影在急性过伸性损伤所致的椎间盘突出中可见增宽；④颈椎动力摄片上有时可显示受累节段失稳。

颈部疼痛、僵硬、活动受限，颈过伸时疼痛加重。一侧上肢放射样疼痛、麻木感。椎旁压痛、臂丛神经牵拉试验阳性。受累神经根支配区感觉、运动反射改变。

✳ 按摩治病小窍诀

1. 整体手法

(1) 拿颈项肌：患者正坐位，术者站在患者的侧后方，一手扶住患者的头部，另一手在颈部压痛点和痛性结节做广泛且深透的拿法，约 3 分钟。施术时拇指与其余四指对合呈钳形，施以夹里，以掌指关节的屈伸运动所产生的力，捏拿治疗部位，即捏而提起称为拿法，拿时自上而下，前臂放松，手掌空虚，捏拿的方向要与肌腹垂直，动作要连贯，用力由轻到重，不可突然用力，注意指间关节不动。重点放松颈部两侧肌肉，此时患者局部应有酸胀感。(图 1-47，图 1-48)

(2) 点按风池：患者正坐位，术者站于患者侧后方，以一手扶患者前额，另一手拇指点按风池穴约 1 分钟。施术时以拇指指端着力，持续按压人体的穴位，即为点法，也称点穴。在点穴时配合瞬间加大力度点按人体的穴位，即为点按。注意施术时手指应用力保持一定姿势，避免在点的过程中出现手指过伸或过屈，造成损伤。(图 1-49)

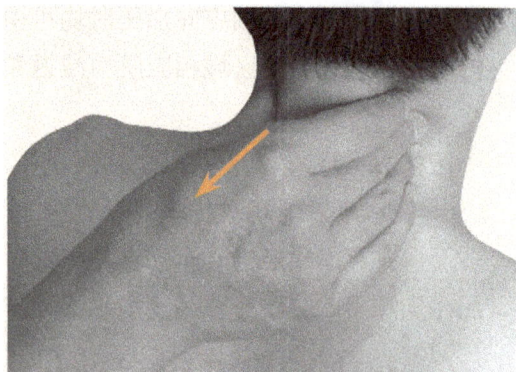
◄ 图1-47 拿颈项肌1 ►

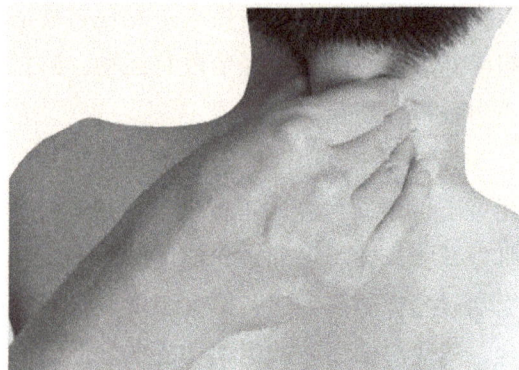
◄ 图1-48 拿颈项肌2 ►

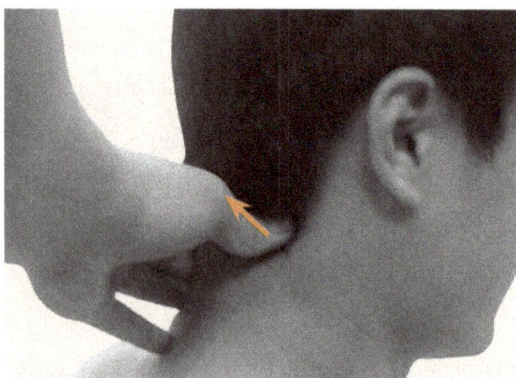
◄ 图1-49 点按风池 ►

（3）弹拨颈项部痛点：患者正坐位，术者站在患者的侧后方，以一手固定患者前额，另一手的拇指罗纹面弹拨颈部痛点及痛性结节，约3分钟。弹拨法施术时以拇指罗纹面按于施治部位上，以上肢带动拇指，垂直于肌腱、肌腹、条索往返用力推动，先按后拨，掌指关节及指间关节不动，拇指应做对掌运动，随后反复弹拨颈项后、枕部肌肉数分钟，以缓解肌肉痉挛，促进局部血液循环，减轻疼痛。（图1-50，图1-51）

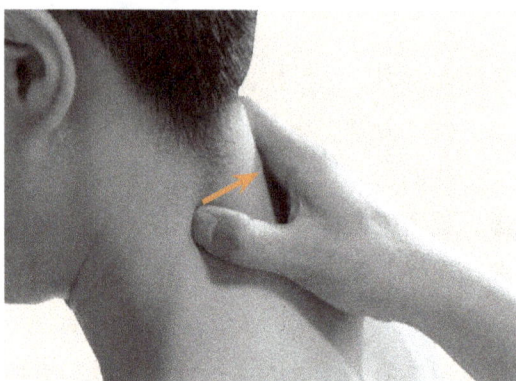
◄ 图1-50 弹拨颈项部痛点1 ►

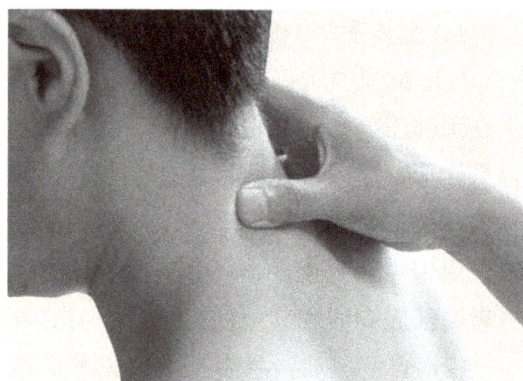
◄ 图1-51 弹拨颈项部痛点2 ►

　　(4) 拿肩井：患者取坐位，术者立于其后，拿肩井穴 10 次，力度以患者能耐受为度。施术时一手的拇指与其余四指对合呈钳形，施以夹力，在施治部位做广泛且深透的拿法，拿时自上而下，放松肌肉。在做拿法时，前臂放松，手掌空虚，捏拿的方向要与肌腹垂直，动作要连贯，用力由轻到重，不可突然用力，应以掌指关节运动为主捏拿肌腹，指间关节不动。(图 1-52，图 1-53，图 1-54)

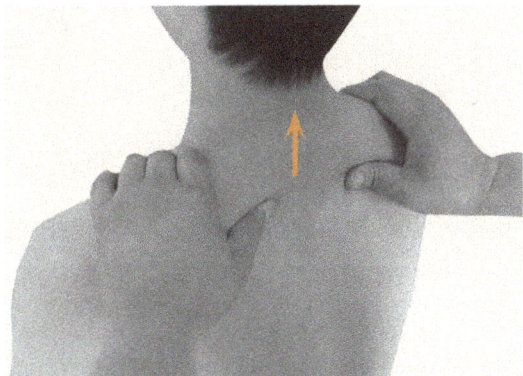

━━◆◄ 图 1-52　拿肩井 1 ►◆━━

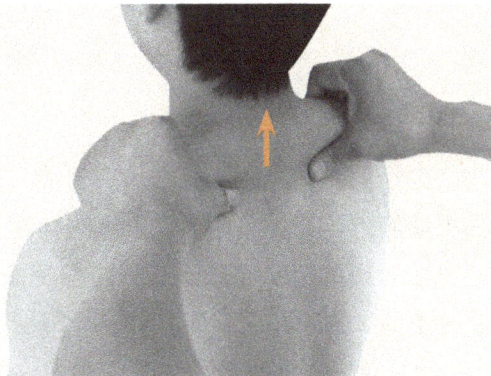

━━◆◄ 图 1-53　拿肩井 2 ►◆━━

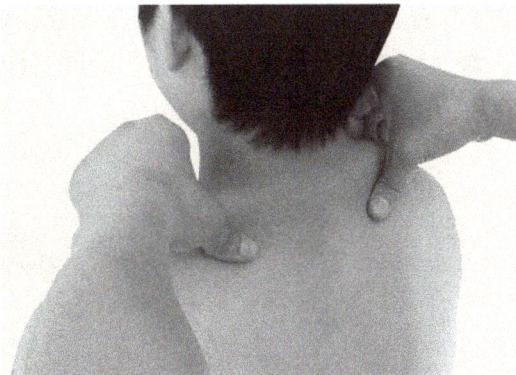

━━◆◄ 图 1-54　拿肩井 3 ►◆━━

2. 神经根受压，配伍手法

　　(1) **捏拿患侧上肢**：患者坐位，术者站于其身侧，以拇指与余四指的对合力，着力于施治部位，反复交替捏拿。施术时一手握住患者上肢腕关节处，另一手以拇指与其余四指对合呈钳形，施以夹力，以掌指关节的屈伸运动所产生的力，捏拿治疗部位，自下而上反复做 30 次，使局部舒适并有温热感。(图 1-55，图 1-56)

　　(2) **按揉曲池、手三里**：患者正坐或仰卧位，术者站于其一侧，用拇指按揉法曲池穴和手三里穴，以得气为度，时间 1 分钟。按揉法是由按法和揉法结合而成的复合手法。施术时以拇指的罗纹面着力于治疗部位，其余四指置于其对侧或相应的部位以助力，拇

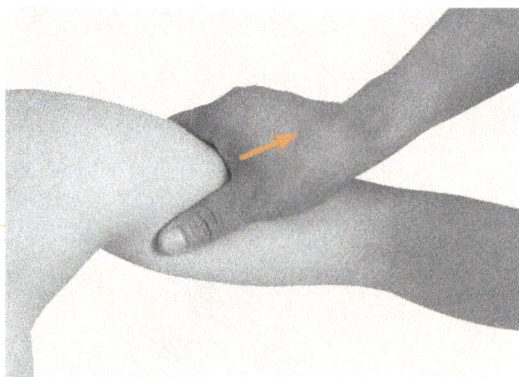

图 1-55　捏拿患侧上肢 1

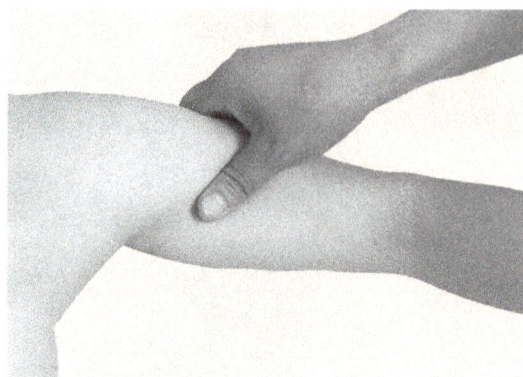

图 1-56　捏拿患侧上肢 2

指主动施力，在对治疗部位按压的同时，带动其皮下组织做回旋揉动。按揉法是将按法和揉法有机的结合起来，注意切忌将按和揉分开，要按中有揉，揉中寓按，刚柔并济，连绵不断，力求和缓自如。（图 1-57）

（3）掐合谷：患者正坐或仰卧位，术者站于其身侧，用拇指掐法在合谷穴操作，以得气为度，时间持续约半分钟。施术时以单手或双手拇指端甲缘，将力贯注于着力的指端，重按而掐之，施用掐法时着力或持续，或一上一下之掐点。但需注意不可刺破皮肤。掐法为重刺激手法之一，需依据患者耐受情况选择适当力度。（图 1-58）

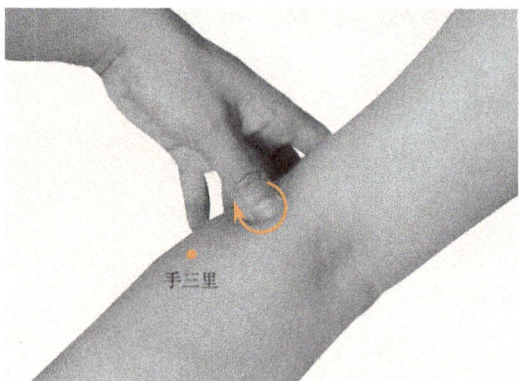

手三里

图 1-57　按揉曲池、手三里

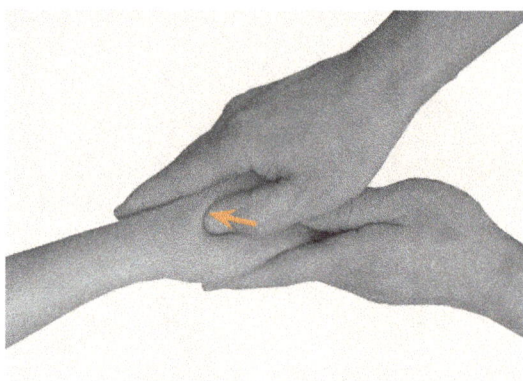

图 1-58　掐合谷

（4）捻手指：患者仰卧位，术者站于其身侧，用捻法在手指节上操作，动作要求轻快，每手指操作 2～3 遍。以拇指与示指末端捏住施治的部位，着力作对合的左右或上下或前后的旋转捻动，称为捻法。操作时以两手指的对合力，对称着力捻转，往返捻动，捻而滑动，用力不可呆滞，着力应相缓、持续，避免损及皮表。（图 1-59，图 1-60，图 1-61）

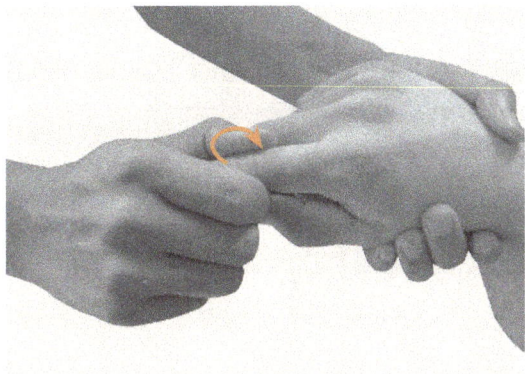

◆◆ 图1-59 捻手指1 ◆◆

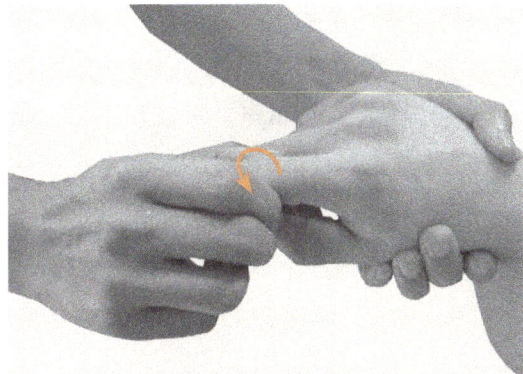

◆◆ 图1-60 捻手指2 ◆◆

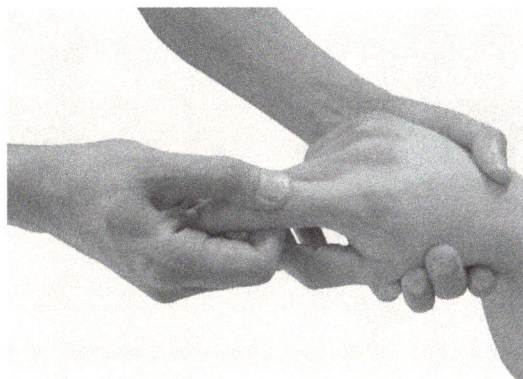

◆◆ 图1-61 捻手指3 ◆◆

3. 脊髓受压突出，配伍手法

（1）点按百会：患者仰卧位，术者站或坐于其头前方，点按百会穴1分钟。施术时以指端着力，持续按压人体的穴位，即为点法，也称点穴。在点穴时也可瞬间用力点按人体的穴位，即为点按。点穴时可单用拇指点，也可示指或示中指一起点按穴位，以得气为度。点按时手指应保持一定姿势，避免在点按的过程中出现手指过伸或过屈，造成损伤。（图1-62）

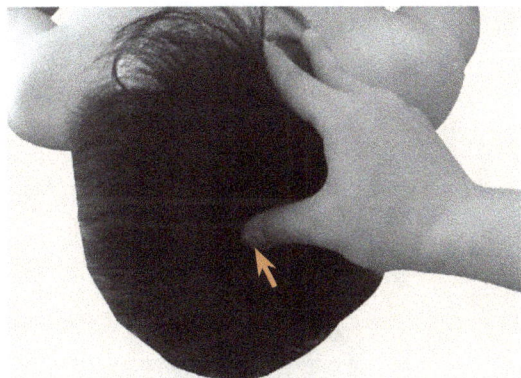

◆◆ 图1-62 点按百会 ◆◆

（2）按揉太阳：患者仰卧位，术者站或坐于其头前方，用拇指按揉患者的双侧太阳穴约1分钟，力度以患者能耐受为度。施术时用拇指罗纹面着力于穴位上，其余四指置于其对侧或相应的部位以助力，在拇指指面用力向下按压的同时，以上肢带动拇指做环旋揉动，注意着力部位要吸定于治疗部位，按中有揉，揉中有按，并带动深层组织，揉动的幅度要适中，不宜过大或过小。（图1-63）

（3）弹拨头部痛点：患者正坐位，术者站在患者的侧后方，以一手固定患者前额，另一手的拇指罗纹面弹拨头部痛点及痛性结节，约3分钟。弹拨法施术时以拇指罗纹面按于施治部位上，以上肢带动拇指，垂直于头部条索往返用力推动，先按后拨，掌指关节及指间关节不动，拇指应做对掌运动，以舒经通络，促进局部血液循环，减轻疼痛。（图1-64）

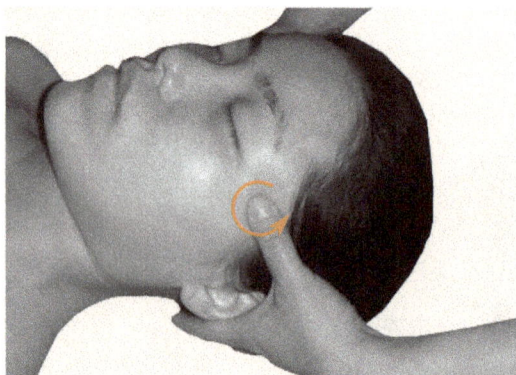

图1-63 按揉太阳

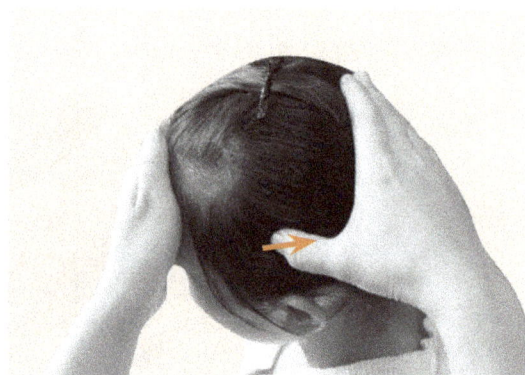

图1-64 弹拨头部痛点

（4）指尖击头部：患者正坐或仰卧位，术者两手五指屈曲，以指尖着力，自前额经头顶或颞部向枕部击打，头痛部位和后头部可着重施术，反复进行3～6遍。施术时腕关节应放松，并以肘关节的屈伸带动腕关节自由摆动，有弹性、节律地击打，击打力度以患者能耐受为度，施术3分钟。若两手交替击打，应击打在相近的部位，并缓慢移动。（图1-65，图1-66）

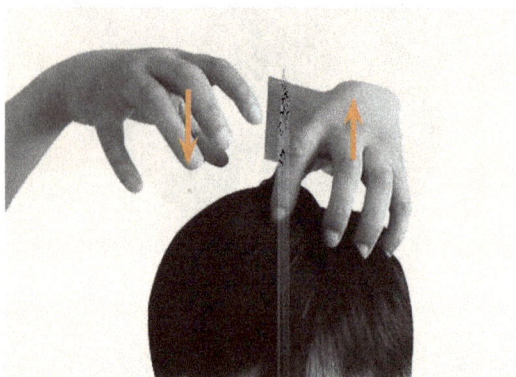

图1-65 指尖击头部1

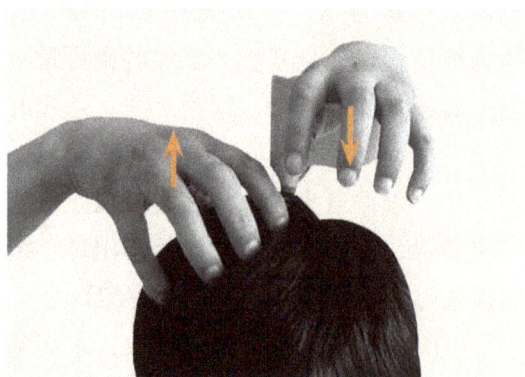

图1-66 指尖击头部2

小贴士
TIPS

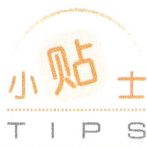

(1) 注意颈部保暖，避免潮湿和阴冷。
(2) 避免头部长时间固定在一个姿势。
(3) 坐车时系好安全带，以免急刹车造成本病。
(4) 避免颈部过伸。
(5) 采用正确的睡眠姿势，保证充足的睡眠。
(6) 可配合理疗增强效果。

项韧带劳损与钙化

项韧带劳损与钙化较常见，也是颈肩疼痛的常见原因之一，多见于成年人。项韧带是棘上韧带的一部分，脊椎各棘突后端以棘上韧带相连，自上而下纵行，上起于枕外粗隆，下终止于骶中嵴。此韧带在颈项部特别发达，增粗增厚，由枕外粗隆至第 7 颈椎棘突。项韧带除了参与维持脊柱的稳定外，头部屈伸也需要项韧带协助。项韧带钙化是引起老年人颈后部疼痛的常见疾病，其原因可在项韧带慢性损伤的基础上形成，也可由急性外伤后未经积极治疗或治疗方法不当而转为慢性。

✳ 临床表现

(1) 颈后僵硬酸胀，严重时出现疼痛，但很少向头部或肩臂放射，扭转颈部时常可感觉到或听到弹响声，平素喜欢用力活动颈项以求缓解症状。
(2) 过度屈曲或后伸颈部疼痛加剧。
(3) 项韧带分布区及附着点有压痛。

✳ 按摩治病小窍诀

(1) 揉拿颈项肌：患者正坐位，术者站在患者的侧后方，一手扶住患者的头部，另一手在颈部压痛点和痛性结节做广泛且深透的揉拿法，约 3 分钟。施术时拇指与其余四指对合呈钳形，施以夹力，以掌指关节的屈伸运动所产生的力，捏拿治疗部位，即捏而提起称为拿法，拿时自上而下，前臂放松，手掌空虚，捏拿的方向要与肌腹垂直，动作要连贯，用力由轻到重，不可突然用力，注意指间关节不动。重点放松颈部两侧肌肉，此时患者局部应有酸胀感。（图 1-67，图 1-68）

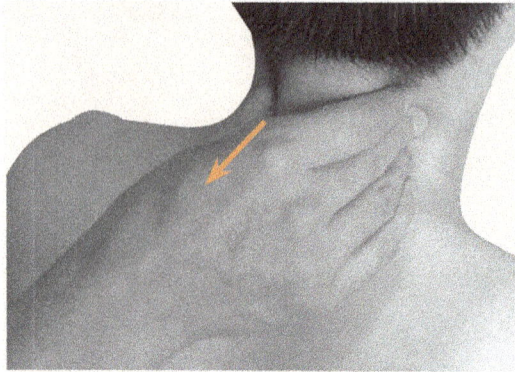

图 1-67　揉拿颈项肌 1

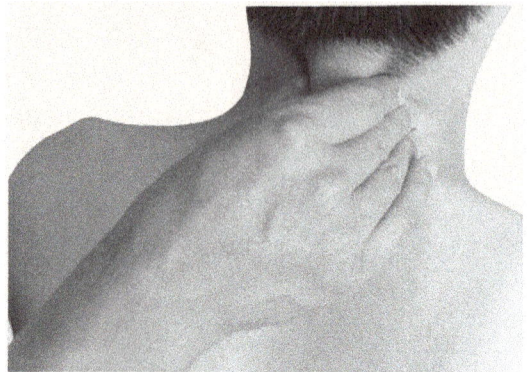

图 1-68　揉拿颈项肌 2

（2）按揉项部督脉：患者坐位，术者站于其身后，用拇指按揉项部督脉，持续约 3 分钟。施术时用拇指罗纹面着力于穴位上，其余四指置于其对侧或相应的部位以助力，在拇指指面用力向下按压的同时，以上肢带动拇指做环旋揉动，注意着力部位要吸定于治疗部位，按中有揉，揉中有按，并带动深层组织，揉动的度要适中，不宜过大或过小（图 1-69，图 1-70，图 1-71）。

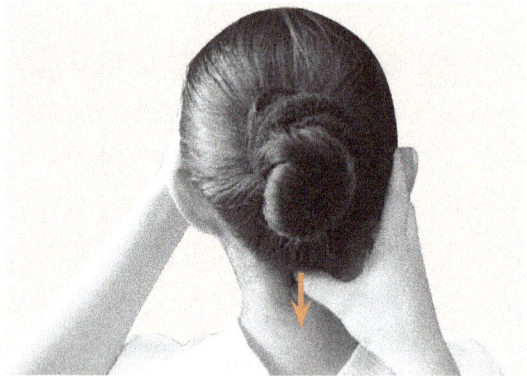

图 1-69　按揉项部督脉 1

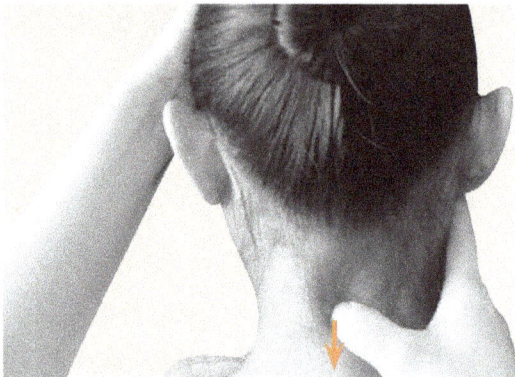

图 1-70　按揉项部督脉 2

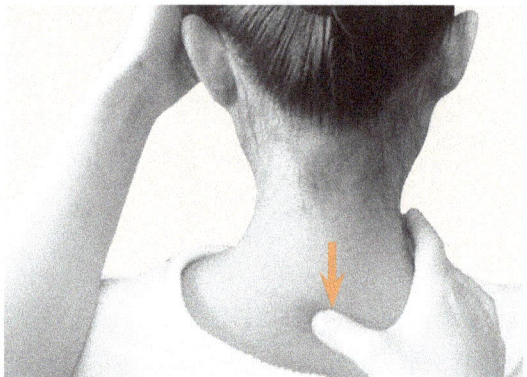

图 1-71　按揉项部督脉 3

（3）点按风池、天柱：患者正坐位，术者站于患者侧后方，以一手扶患者前额，另一手拇指点按风池穴和天柱穴各约 1 分钟。施术时以拇指指端着力，持续按压人体的穴位，即为点法，也称点穴。在点穴时配合瞬间加大力度点按人体的穴位，即为点按。注意施术时手指应用力保持一定姿势，避免在点的过程中出现手指过伸或过屈，造成损伤。（图 1-72，图 1-73）

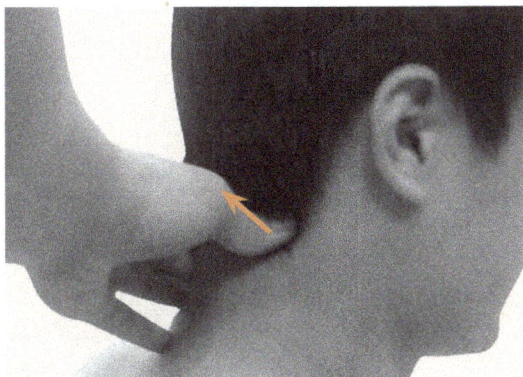

→▶◆ 图 1-72　点按风池 ◆◀←

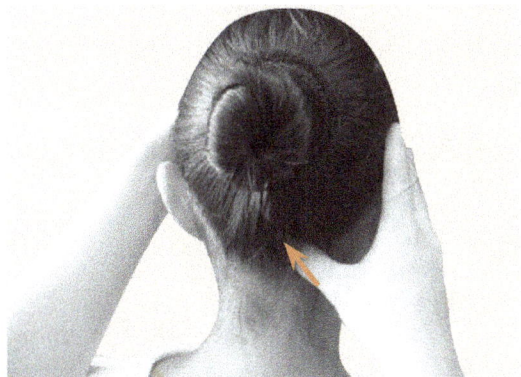

→▶◆ 图 1-73　点按天柱 ◆◀←

（4）弹拨颈项部痛点：患者正坐位，术者站在患者的侧后方，以一手固定患者前额，另一手的拇指罗纹面弹拨颈部痛点及痛性结节，约 3 分钟。弹拨法施术时以拇指罗纹面按于施治部位上，以上肢带动拇指，垂直于肌腱、肌腹、条索往返用力推动，先按后拨，掌指关节及指间关节不动，拇指应做对掌运动，随后反复弹拨颈项后、枕部肌肉数分钟，以缓解肌肉痉挛，促进局部血液循环，减轻疼痛。（图 1-74，图 1-75）

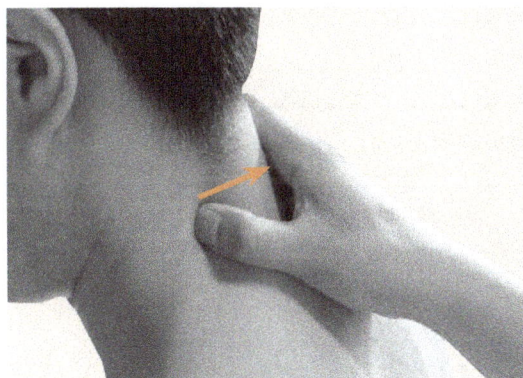

→▶◆ 图 1-74　弹拨颈项部痛点 1 ◆◀←

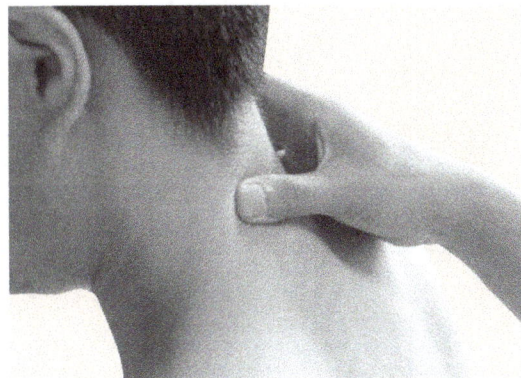

→▶◆ 图 1-75　弹拨颈项部痛点 2 ◆◀←

（5）拿肩井：患者取坐位，术者立于其后，拿肩井 10 次，力度以患者能耐受为度。施术时一手的拇指与其余四指对合呈钳形，施以夹力，在施治部位做广泛且深透的拿法，拿时自上而下，放松肌肉。在做拿法时，前臂放松，手掌空虚，捏拿的方向要与肌腹垂直，动作要连贯，用力由轻到重，不可突然用力，应以掌指关节运动为主捏拿肌腹，指间关节不动。（图1-76，图 1-77，图 1-78）

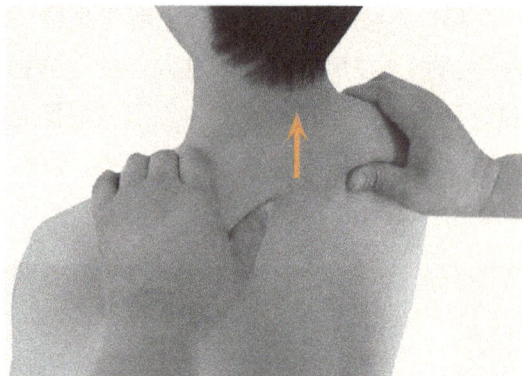

图 1-76　拿肩井 1

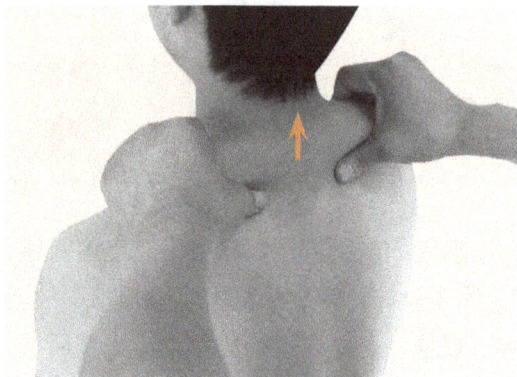

图 1-77　拿肩井 2

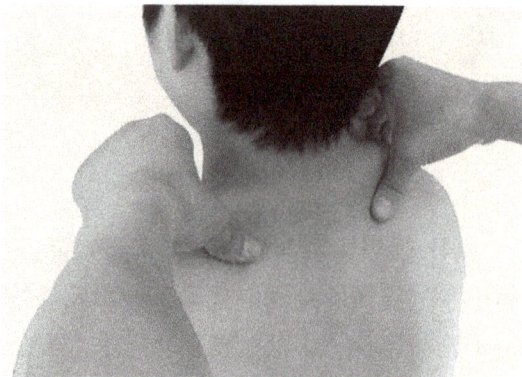

图 1-78　拿肩井 3

小贴士
TIPS

（1）枕头：要选用合适的枕头，一般枕高约为肩宽（两肩峰距离）的 1/3 左右。熟睡后颈肩部肌肉放松，枕头过高仅支托后头部，则颈部悬空而呈屈曲状，可加重颈项肌肉的痉挛、劳损，不利于项韧带损伤的恢复。
（2）颈托：可短期佩戴合适的颈托，对颈项部加以保护。

寰枢椎错位

寰枢椎错位，实际上是指"寰齿关节半脱位"。是临床上儿童常见的一种疾病。本病主要是头颈部外伤及炎症感染引起。中医古代文献中散见的即非骨折又非脱位、也非伤筋的"骨缝开错"、"骨缝参差"等记载，即指此言。现代医学中没有"骨错缝"之说，但其关节紊乱症与"骨错缝"有许多类似之处。尤其是关节紊乱中的半脱位、滑膜嵌顿、交锁、软组织介入关节内的病理变化，用来指导"骨错缝"的手法整复有实际的指导意义。

✳ 临床表现

（1）大多数患者有典型的外伤史或上呼吸道及头颈部感染史。外伤后颈项部疼痛强硬，头颈部活动受限，头向一侧倾斜、动则疼痛加剧，患者多呈强迫体位。

（2）自发性半脱位者有局部炎症或伴全身症状。

（3）颈项部肌肉紧张痉挛且有压痛点，压痛多在枕骨粗隆下 1 ～ 2 厘米处（即项韧带和寰枢关节处）并伴有棘突偏歪。

✳ 按摩治病小窍诀

由于炎症引起的自发性寰枢关节错位，则首先要治疗炎症，待急性炎症治愈后才能做下述治疗。

（1）捏拿颈项肌：患者正坐位，术者站在患者的侧后方，一手扶住患者的头部，另一手在颈部压痛点和痛性结节（多在枕骨粗隆下 1 ～ 2 厘米处——即项韧带和寰枢关节处）做广泛且深透的拿法，约 3 分钟。施术时拇指与其余四指对合呈钳形，施以夹力，以掌指关节的屈伸运动所产生的力，捏拿治疗部位，即捏而提起称为拿法，拿时自上而下，前臂放松，手掌空虚，捏拿的方向要与肌腹垂直，动作要连贯，用力由轻到重，不可突然用力，注意指间关节不动。重点放松颈部两侧肌肉，此时患者局部应有酸胀感。（图 1-79，图 1-80）

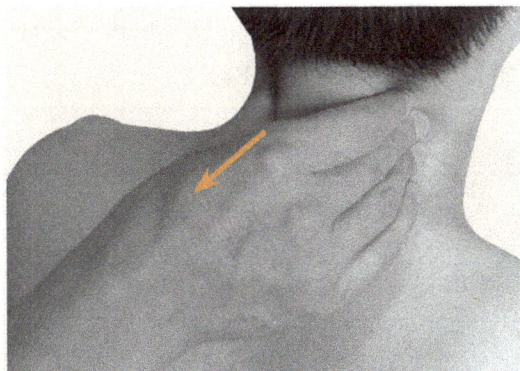

———◆• 图 1-79 捏拿颈项肌 1 •◆———

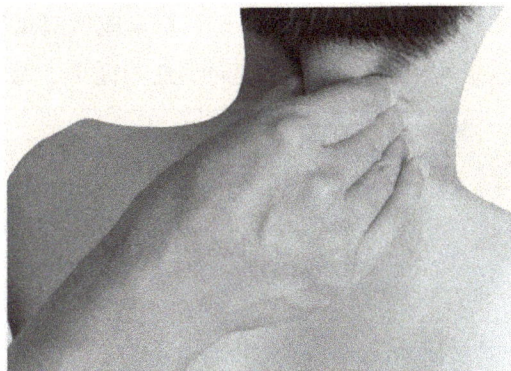

———◆• 图 1-80 捏拿颈项肌 2 •◆———

（2）点按风池：患者正坐位，术者站于患者侧后方，以一手扶患者前额，另一手拇指点按风池穴约1分钟。施术时以拇指指端着力，持续按压人体的穴位，即为点法，也称点穴。在点穴时配合瞬间加大力度点按人体的穴位，即为点按。注意施术时手指应用力保持一定姿势，避免在点的过程中出现手指过伸或过屈，造成损伤。（图1-81）

（3）按揉风府：患者坐位，术者站于其身后，用拇指按揉风府穴，持续约2分钟。施术时用拇指罗纹面着力于穴位上，其余四指置于其对侧或相应的部位以助力，在拇指指面用力向前上方按压的同时，以上肢带拇指做环旋揉动，注意着力部位要吸定于治疗部位，按中有揉，揉中有按，并带动深层组织，揉动的幅度要适中，不宜过大或过小。（图1-82）

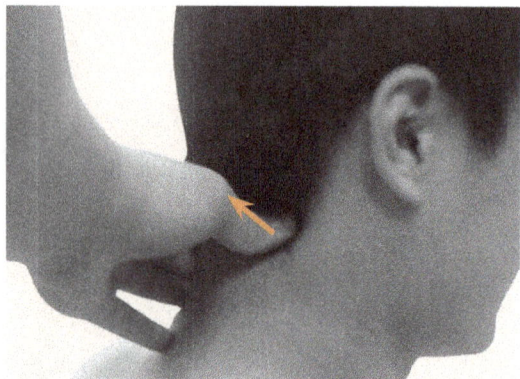

————▶◀ 图1-81　点按风池 ▶◀————

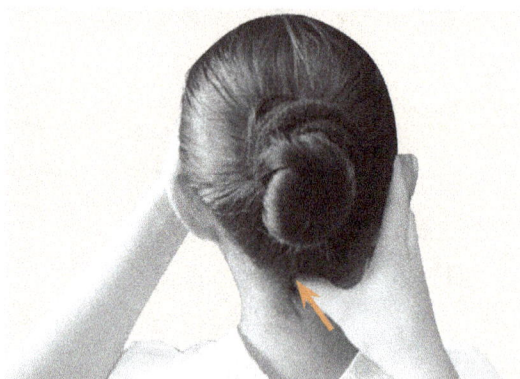

————▶◀ 图1-82　按揉风府 ▶◀————

（4）弹拨颈项部痛点：患者正坐位，术者站在患者的侧后方，以一手固定患者前额，另一手的拇指罗纹面弹拨颈部痛点及痛性结节，约3分钟。弹拨法施术时以拇指罗纹面按于施治部位上，以上肢带动拇指，垂直于肌腱、肌腹、条索往返用力推动，先按后拨，掌指关节及指间关节不动，拇指应做对掌运动，随后反复弹拨颈项后、枕部肌肉数分钟，以缓解肌肉痉挛，促进局部血液循环，减轻疼痛。（图1-83，图1-84）

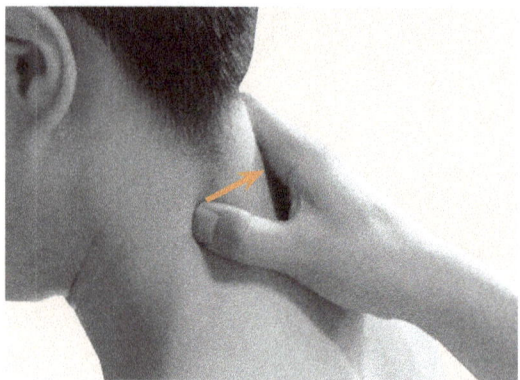

————▶◀ 图1-83　弹拨颈项部痛点1 ▶◀————

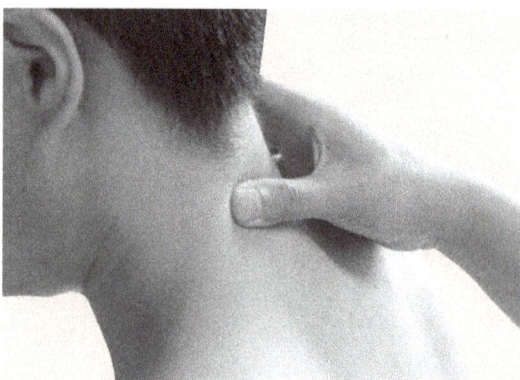

————▶◀ 图1-84　弹拨颈项部痛点2 ▶◀————

(5) 拿揉颈肩：患者正坐位，术者站在患者的侧后方，一手扶住患者的头部，另一手的拇指与其余四指对合呈钳形，施以夹力，在颈肩部做广泛且深透的拿法，拿时自上而下，放松颈肩部肌肉，时间持续约 2 分钟。在做拿法时，前臂放松，手掌空虚，拿的方向要与肌腹垂直，动作要连贯，用力由轻到重，不可突然用力，应以掌指关节运动为主捏拿肌腹，指间关节不动。（图 1-85，图 1-86）

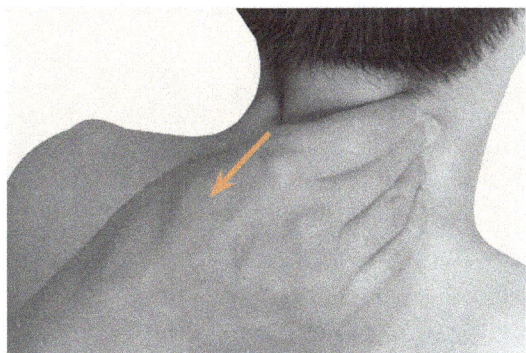

▸◂ 图 1-85 拿揉颈肩 1 ▸◂

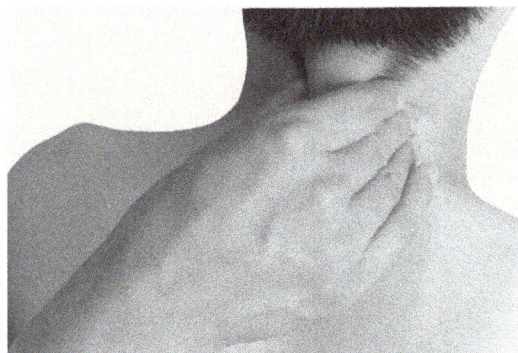

▸◂ 图 1-86 拿揉颈肩 2 ▸◂

(6) 拿肩井：患者取坐位，术者立于其后，拿肩井 10 次，力度以患者能耐受为度。施术时一手的拇指与其余四指对合呈钳形，施以夹力，在施治部位做广泛且深透的拿法，拿时自上而下，放松肌肉。在做拿法时，前臂放松，手掌空虚，捏拿的方向要与肌腹垂直，动作要连贯，用力由轻到重，不可突然用力，应以掌指关节运动为主捏拿肌腹，指间关节不动。（图 1-87，图 1-88，图 1-89）

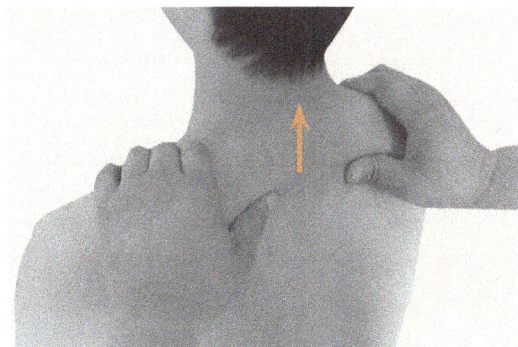

▸◂ 图 1-87 拿肩井 1 ▸◂

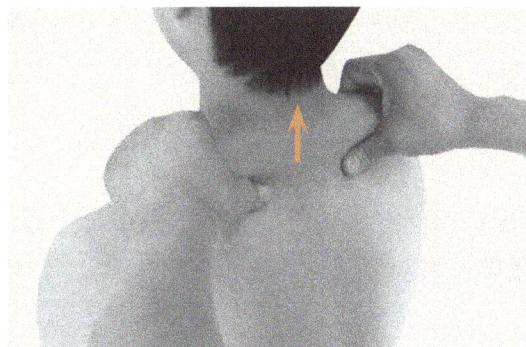

▸◂ 图 1-88 拿肩井 2 ▸◂

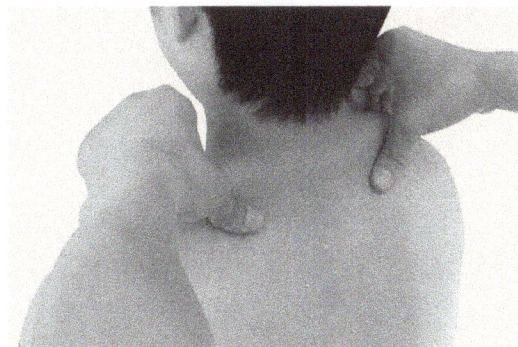

▸◂ 图 1-89 拿肩井 3 ▸◂

（7）颈椎定位旋转扳法：患者正坐位，术者站于其患侧侧后方，施以颈椎定位旋转扳法，本法适用于有棘突偏歪，旋转活动受限者。（图1-90）

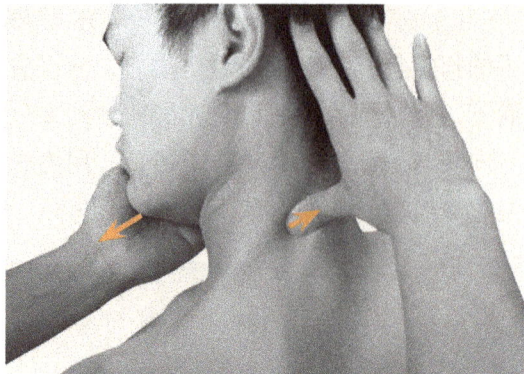

图1-90 颈椎定位旋转扳法

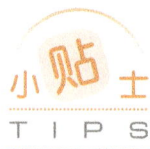

小贴士 TIPS

（1）保持良好的工作生活习惯，避免长时间低头看书，睡枕不可过高。

（2）有上呼吸道和颈部炎症感染时，应及时治疗，以防诱发该病。

椎动脉型颈椎病

椎动脉型颈椎病是颈椎病中最为复杂的一种类型，临床表现变化多端。据统计，此型发病年龄较其他型高，常多在45岁以上，以50～60岁较多见．且随年龄的增大发病率有平行上升趋势。症状亦随年龄的增大而日益加重。此型颈椎病的发生．主要是由于各种因素破坏了椎动脉和颈椎的正常关系，导致椎动脉的长度超过了颈椎的长度，长则必曲的椎动脉造成了血流缓慢．甚至造成血流中断，同时颈椎骨性病变及瘢痕压迫，椎动脉本身病变，软组织损伤造成交感神经受挤压，引起继发性椎动脉痉挛等病理变化，均可导致本病的发生。

✻ 临床表现

（1）偏头痛：为多发症状，约占70%，常因头颈部突然旋转而诱发，以颞部为剧，多呈抽痛或刺病状。一般均为单侧，有定位意义；如双侧椎动脉受累时则表现为双侧症状。

(2) 迷路症状：主要为耳鸣、听力减退及耳聋等症状，其发生十分多见，这是由于内耳动脉血供不全所致。

(3) 前庭症状：多表现为眩晕，其发生、发展及加剧与颈部旋转动作有直接关系。

(4) 记忆力减退：约半数病例出现此种现象，往往在椎动脉减压性手术刚结束时，患者即主诉"头脑清楚了"。

(5) 视力障碍：有些病例出现视力减退、视力模糊、复视、幻视及短暂的失明等，此主要由于大脑枕叶视觉中枢，第三、第四、第五对脑神经核及内侧束缺血所致。

(6) 精神症状：以神经衰弱为主要表现，其中精神抑郁者较多，欣快者较少。多伴有近事健忘、失眠及多梦现象。

(7) 发音障碍：主要表现为发音不清、嘶哑及口唇麻木感等，严重者可出现发音困难，甚至影响吞咽。此主要出于延髓缺血及脑神经受累所致，这种症状更多见于侧索硬化症。

(8) 猝倒：此为椎动脉痉挛引起锥体交叉处突然缺血所致，多系突然发作，并有一定的规律性。即当患者在某一体位头颈转动时，突感头昏、头痛，患者立即抱头且双下肢似失控状，身软无力，随即跌倒在地。发作前多无任何征兆，在发作过程中因无意识障碍，跌倒后可自行爬起。

✳ 按摩治病小窍诀

1. 整体手法

(1) 拿颈项肌：患者正坐位，术者站在患者的侧后方，在颈项部施以拿法约3分钟。施术时一手扶住患者的头部，另一手的拇指与其余四指对合呈钳形，施以夹力，在颈部做广泛且深透的拿法，拿时自上而下，放松颈部肌肉。在做拿法时，前臂放松，手掌空虚，捏拿的方向要与肌腹垂直，动作要连贯，用力由轻到重，不可突然用力，应以掌指关节运动为主捏拿肌腹，指间关节不动。（图1-91，图1-92）

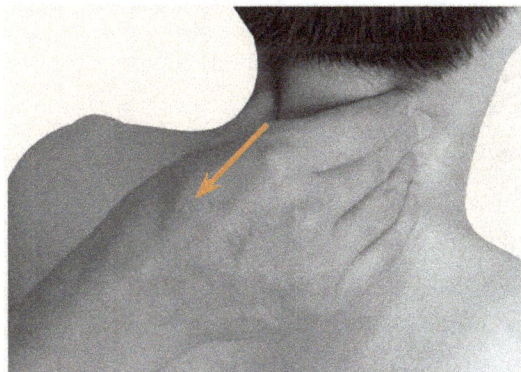

— ◀▸◀ 图1-91 拿颈项肌1 ▸◀▸ —　　　— ◀▸◀ 图1-92 拿颈项肌2 ▸◀▸ —

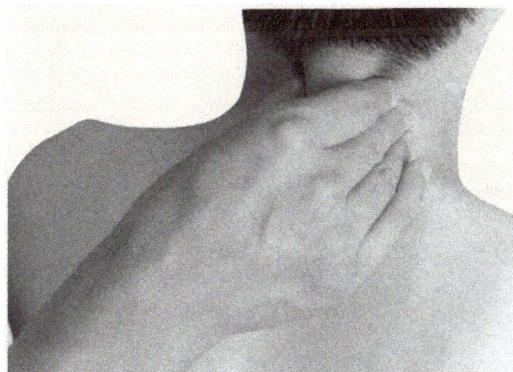

（2）点按风池：患者正坐位，术者站于患者侧后方，以一手扶患者前额，另一手拇指点按风池穴约 1 分钟。施术时以拇指指端着力，持续按压人体的穴位，即为点法，也称点穴。在点穴时配合瞬间加大力度点按人体的穴位，即为点按。注意施术时手指应用力保持一定姿势，避免在点的过程中出现手指过伸或过屈，造成损伤。（图 1-93）

（3）按揉风府：患者坐位，术者站于其身后，用拇指按揉风府穴，持续约 1 分钟。施术时用拇指罗纹面着力于穴位上，其余四指置于其对侧或相应的部位以助力，在拇指指面用力向前上方按压的同时，以上肢带拇指做环旋揉动，注意着力部位要吸定于治疗部位，按中有揉，揉中有按，并带动深层组织，揉动的幅度要适中，不宜过大或过小。（图 1-94）

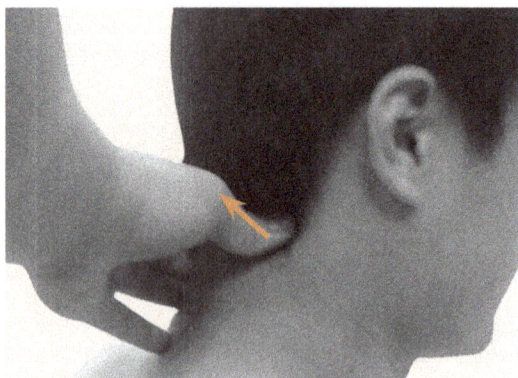

━━◀◦ 图 1-93　点按风池 ◦▶━━ 　　 ━━◀◦ 图 1-94　按揉风府 ◦▶━━

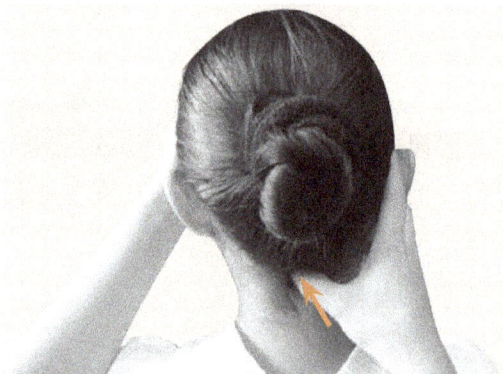

（4）弹拨痛点：患者正坐位，术者站在患者的侧后方，以一手固定患者前额，另一手的拇指罗纹面弹拨颈部痛点及痛性结节，约 3 分钟。弹拨法施术时以拇指罗纹面按于施治部位上，以上肢带动拇指，垂直于肌腱、肌腹、条索往返用力推动，先按后拨，掌指关节及指间关节不动，拇指应做对掌运动，随后反复弹拨颈项后、枕部肌肉数分钟，以缓解肌肉痉挛，促进局部血液循环，减轻疼痛。（图 1-95，图 1-96）

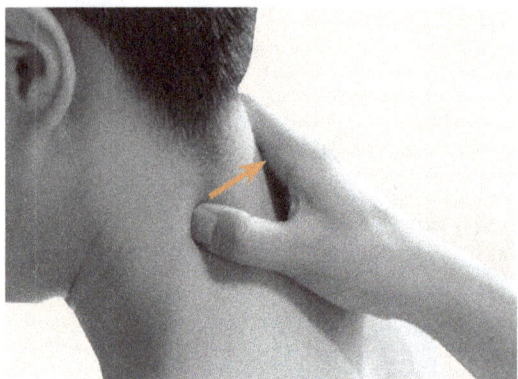

━━◀◦ 图 1-95　弹拨痛点 1 ◦▶━━ 　　 ━━◀◦ 图 1-96　弹拨痛点 2 ◦▶━━

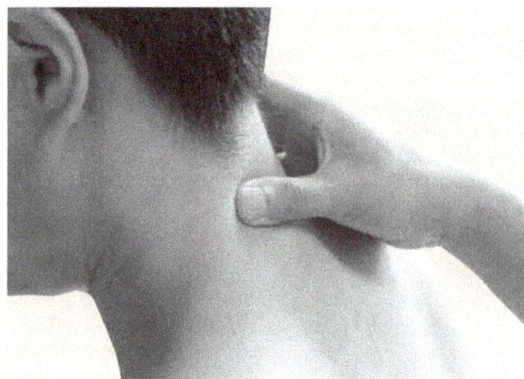

（5）滚揉肩背：患者正坐或俯卧位，术者站于其身侧，用滚法放松肩背部肌肉约 8 ~ 10 分钟。施术时用小指、环指、中指背侧及掌指关节着力于肩背部，以小指掌指关节背侧为支点，肘关节伸直，靠前臂的旋转及腕关节的屈伸，使产生的力作用于治疗部位上。先由病变远端或健侧逐渐向最痛部位接近，力量由轻到重。（图 1-97，图 1-98，图 1-99）

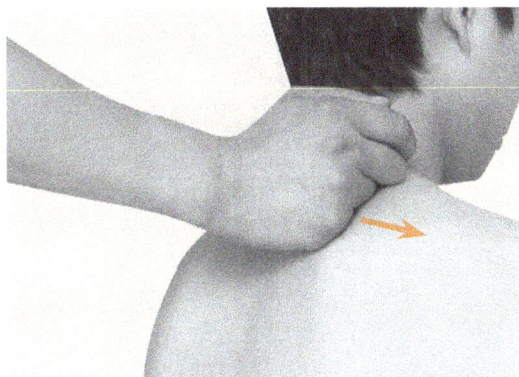

◄•❖ 图 1-97 滚揉肩背 1 ❖•►

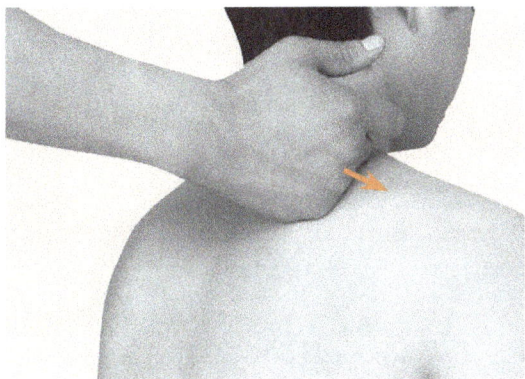

◄•❖ 图 1-98 滚揉肩背 2 ❖•►

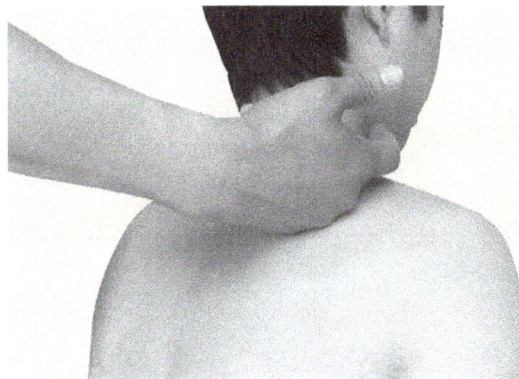

◄•❖ 图 1-99 滚揉肩背 3 ❖•►

（6）拿肩井：患者取坐位，术者立于其后，拿肩井 10 次，力度以患者能耐受为度。施术时一手的拇指与其余四指对合呈钳形，施以夹力，在施治部位做广泛且深透的拿法，拿时自上而下，放松肌肉。在做拿法时，前臂放松，手掌空虚，捏拿的方向要与肌腹垂直，动作要连贯，用力由轻到重，不可突然用力，应以掌指关节运动为主捏拿肌腹，指间关节不动。（图 1-100，图 1-101，图 1-102）

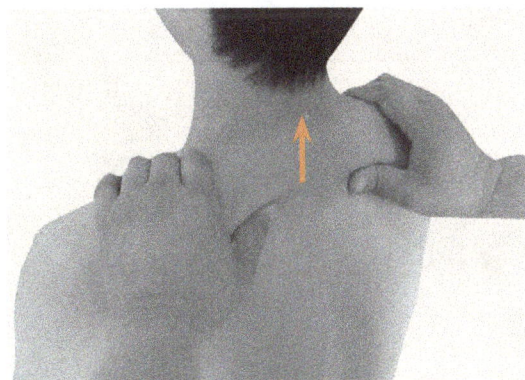

◄•❖ 图 1-100 拿肩井 1 ❖•►

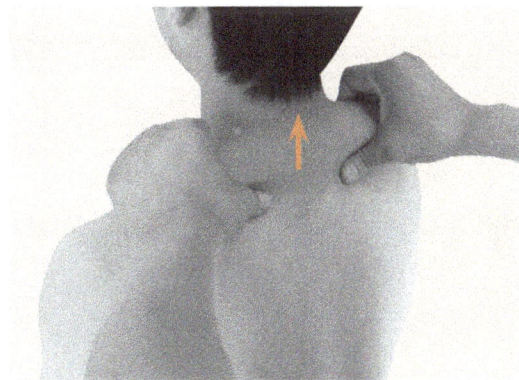

◄•❖ 图 1-101 拿肩井 2 ❖•►

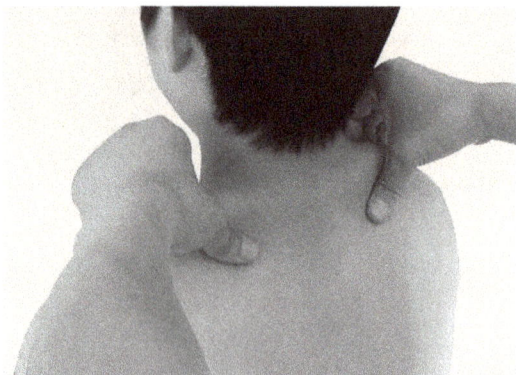

图 1-102　拿肩井 3

（7）点按缺盆：患者正坐位，术者站于患者侧方，以一手扶患者肩背部，另一手拇指点按缺盆穴约 1 分钟。施术时以拇指指端着力，持续按压人体的穴位，即为点法，也称点穴。在点穴时配合瞬间加大力度点按人体的穴位，即为点按。注意施术时手指应用力保持一定姿势，避免在点的过程中出现手指过伸或过屈，造成损伤。（图 1-103）

（8）拔伸减压：患者仰卧位，术者站于其患侧侧后方，一手托住患者后枕部，另一肘夹住患者下颌，反复用力，缓慢向后上方拔伸患者颈部。本法纠正颈椎小关节的紊乱，同时也可缓解颈部肌肉痉挛。（图 1-104）

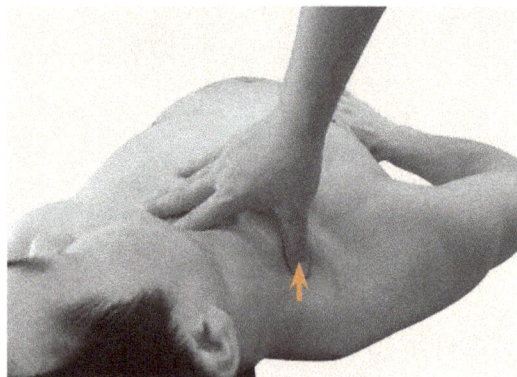

图 1-103　点按缺盆

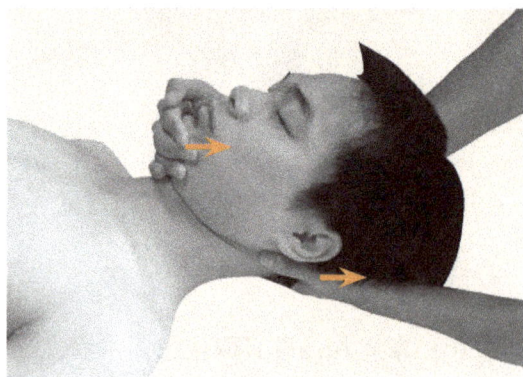

图 1-104　拔伸减压

（9）小鱼际侧击颈项外侧：患者正坐位，术者站于其患侧侧后方，双手合十，用双手手掌尺侧侧击颈项部外侧 2 分钟。施术时腕关节放松，双手手掌尺侧有节律地弹性击打局部，力度以患者觉舒适为度。（图 1-105，图 1-106）

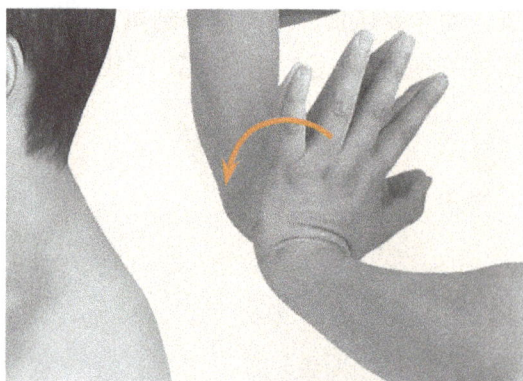

图 1-105　小鱼际侧击颈项外侧 1

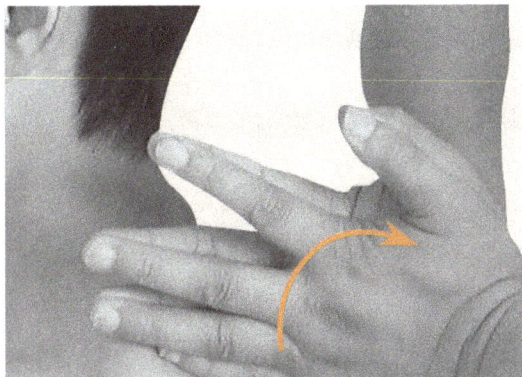

图 1-106 小鱼际侧击颈项外侧 2

2. 听力减退者，配伍手法

点揉耳门、听宫、听会、翳风：患者仰卧位，术者坐于其头前方，以拇指点揉耳门穴、听宫和听会，力度宜重，使酸胀之感窜至耳中，时间各持续约 1 分钟。施术时先用拇指指端用力持续按压人体的穴位，同时配合拇指带动深层组织的轻柔缓和的环旋活动。注意拇指指端要吸定于治疗部位，施加的压力要均匀，揉动幅度要适中。（图 1-107，图 1-108，图 1-109，图 1-110）

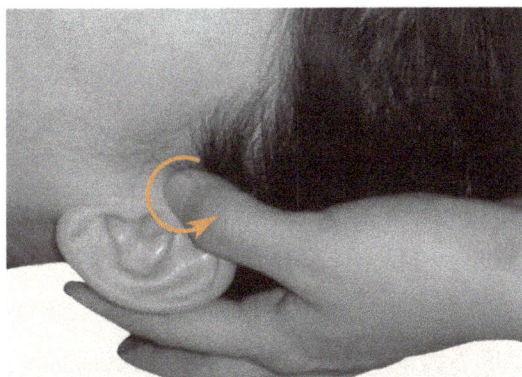

图 1-107 点揉耳门

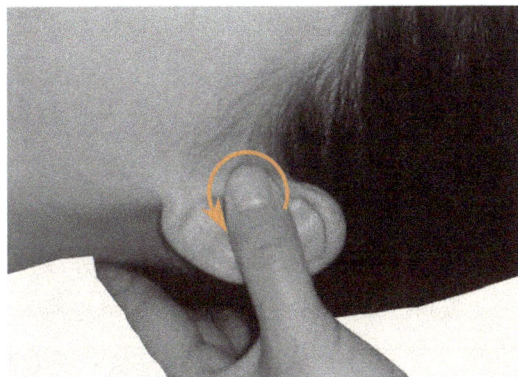

图 1-108 点揉听宫

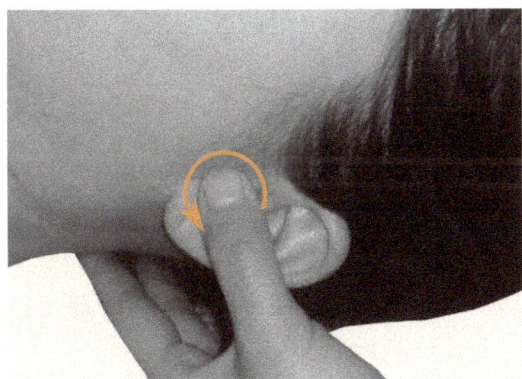

图 1-109 点揉听会

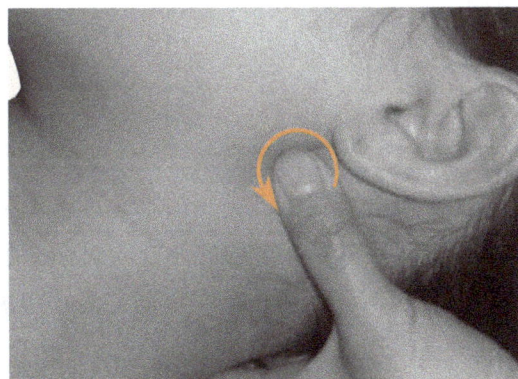

图 1-110 点揉翳风

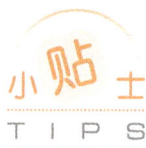

（1）避免高枕睡眠的不良习惯，高枕使头部前屈增大下位颈椎的应力，有加速颈椎退变的可能。

（2）注意颈肩部保暖，避免头颈负重物，避免过度疲劳，坐车时不要打瞌睡。

（3）椎动脉型的颈椎病，在推拿治疗的过程中，注意手法不可过重，以免压迫椎动脉，加重损伤。

交感神经型颈椎病

交感神经型颈椎病是由于颈椎退行性病变造成颈部交感神经受刺激而出现的一种证候群，占颈椎病的 5% 以下。其发病率虽然不高，但症状繁多，影响广泛，包括患侧的上半部躯干，头部，上肢，以及内脏和五官，即交感神经分布的所谓"上象限"区域均可受累，因而可以出现疼痛，感觉异常，血管运动障碍，腺体分泌异常和营养障碍等，特别是内脏和五官的功能障碍。交感神经痛的特点为酸痛，有压迫感和灼痛，钝痛，产生部位深在，界限模糊不清，并有弥漫性扩散，而部沿神经干的路线传导。

实际上交感神经受刺激不是单独存在的，颈椎的退变，颈椎生理曲线的改变，小关节的错位，椎间不稳，钩锥关节及锥体的骨赘形成等造成的创伤性反应都可造成椎动脉、硬膜、后纵韧带、关节囊等部位交感神经末梢受刺激和压迫，通过脊髓或脑－脊髓反射而出现一系列的症状。

✴ 临床表现

（1）枕后痛，偏头痛，头重头晕，神倦疲乏。

（2）颈部棘突、横突、颈肌均可出现压痛。

（3）眼眶痛，眼球酸痛，视物模糊，眼干涩。

（4）咽部异物感，咽喉疼痛，鼻干鼻塞，耳鸣，听力下降，面部、上肢、下肢可出现一侧出汗，另一侧无汗。

（5）面部潮红、四肢发冷、麻木不舒、浮肿，项背灼热，颈背寒冷不温等症。

（6）有的病例可出现心脏症状：心率异常，心动过速、过缓，心前区疼痛，出现"假性心绞痛"，常被误诊为冠心病，但心电图在正常范围。

（7）有的患者可出现血压异常、不稳定，24 小时变化极大，时高时低。

(8) 女性患者可出现月经异常、经闭、量多，症状在经期加重，出现少腹痛、烦躁不安等症。

(9) 还有些患者发现胃肠功能紊乱：腹胀少食，便秘，腹泻。

✳ 按摩治病小窍诀

1. 整体手法

(1) 拿颈项肌：患者正坐位，术者站在患者的侧后方，在颈项部施以拿法约3分钟。施术时一手扶住患者的头部，另一手的拇指与其余四指对合呈钳形，施以夹力，在颈部做广泛且深透的拿法，拿时自上而下，放松颈部肌肉。在做拿法时，前臂放松，手掌空虚，捏拿的方向要与肌腹垂直，动作要连贯，用力由轻到重，不可突然用力，应以掌指关节运动为主捏拿肌腹，指间关节不动。(图1-111，图1-112)

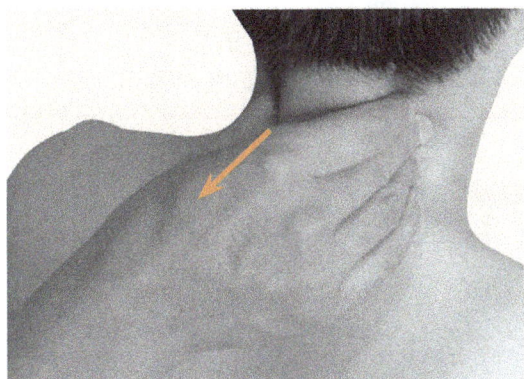

◄ 图1-111 拿颈项肌1 ►

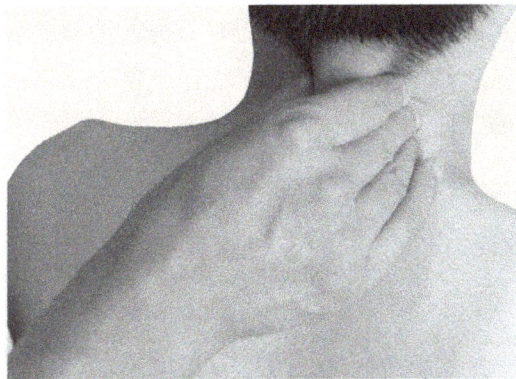

◄ 图1-112 拿颈项肌2 ►

(2) 点按风池：患者正坐位，术者站于患者侧后方，以一手扶患者前额，另一手拇指点按风池穴约1分钟。施术时以拇指指端着力，持续按压人体的穴位，即为点法，也称点穴。在点穴时配合瞬间加大力度点按人体的穴位，即为点按。注意施术时手指应用力保持一定姿势，避免在点的过程中出现手指过伸或过屈，造成损伤。(图1-113)

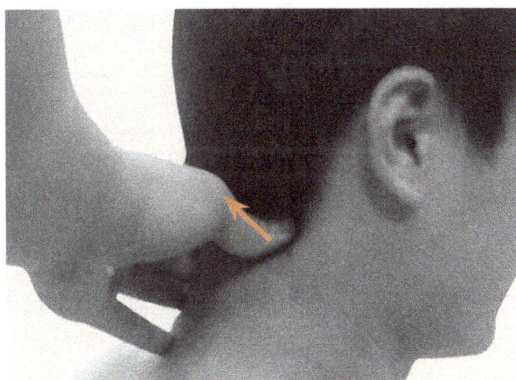

◄ 图1-113 点按风池 ►

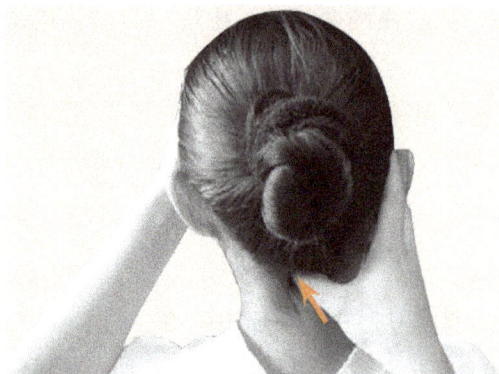

图 1-114　按揉风府

（3）按揉风府：患者坐位，术者站于其身后，用拇指按揉风府穴，持续约 1 分钟。施术时用拇指罗纹面着力于穴位上，其余四指置于其对侧或相应的部位以助力，在拇指指面用力向前上方按压的同时，以上肢带动拇指做环旋揉动，注意着力部位要吸定于治疗部位，按中有揉，揉中有按，并带动深层组织，揉动的幅度要适中，不宜过大或过小。（图 1-114）

（4）弹拨痛点：患者正坐位，术者站在患者的侧后方，以一手固定患者前额，另一手的拇指罗纹面弹拨颈部痛点及痛性结节，约 3 分钟。弹拨法施术时以拇指罗纹面按于施治部位上，以上肢带动拇指，垂直于肌腱、肌腹、条索往返用力推动，先按后拨，掌指关节及指间关节不动，拇指应做对掌运动，随后反复弹拨颈项后、枕部肌肉数分钟，以缓解肌肉痉挛，促进局部血液循环，减轻疼痛。（图 1-115，图 1-116）

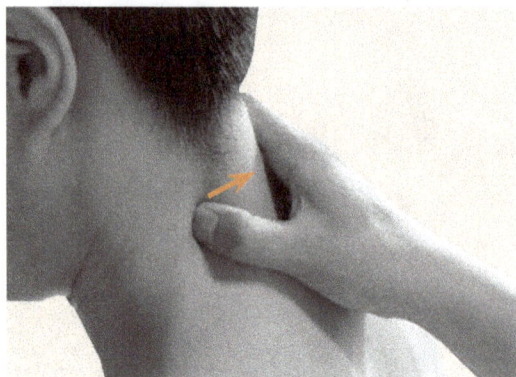

图 1-115　弹拨痛点 1

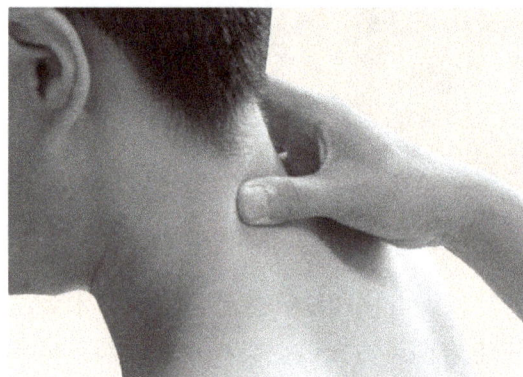

图 1-116　弹拨痛点 2

（5）滚揉肩背：患者正坐或俯卧位，术者站于其身侧，用滚法放松肩背部肌肉约 8 ～ 10 分钟。施术时用小指、环指、中指背侧及掌指关节着力于肩部，以小指掌指关节背侧为支点，肘关节伸直，靠前臂的旋转及腕关节的屈伸，使产生的力作用于治疗部位上。先由病变远端或健侧逐渐向最痛部位接近，力量由轻到重。（图 1-117，图 1-118，图 1-119）

（6）拔伸减压：患者仰卧位，术者站于其患侧侧后方，一手托住患者后枕部，另一肘夹住患者下颌，反复用力，缓慢向后上方拔伸患者颈部。本法纠正颈椎小关节的紊乱，同时也可缓解颈部肌肉痉挛。（图 1-120）

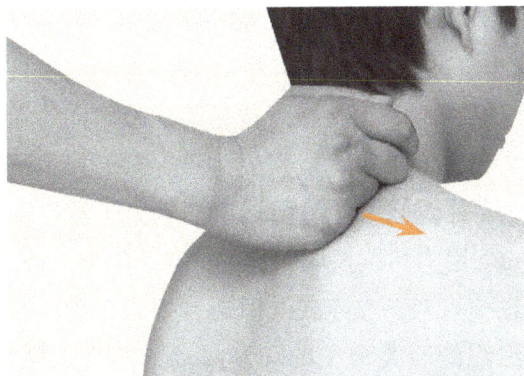

图 1-117 掖揉肩背 1

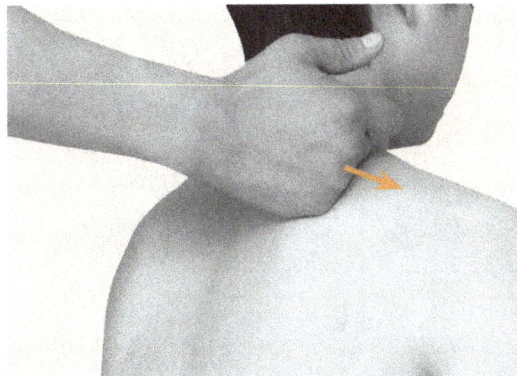

图 1-118 掖揉肩背 2

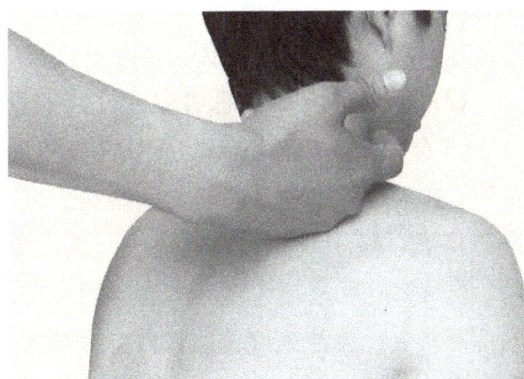

图 1-119 掖揉肩背 3

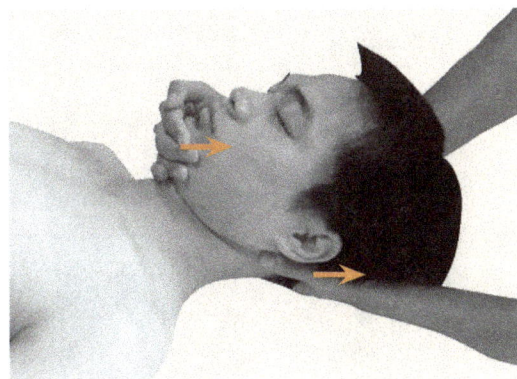

图 1-120 拔伸减压

(7) 拿肩井：患者取坐位，术者立于其后，拿肩井 10 次，力度以患者能耐受为度。施术时一手的拇指与其余四指对合呈钳形，施以夹力，在施治部位做广泛且深透的拿法，拿时自上而下，放松肌肉。在做拿法时，前臂放松，手掌空虚，捏拿的方向要与肌腹垂直，动作要连贯，用力由轻到重，不可突然用力，应以掌指关节运动为主捏拿肌腹，指间关节不动。(图 1-121，图 1-122，图 1-123)

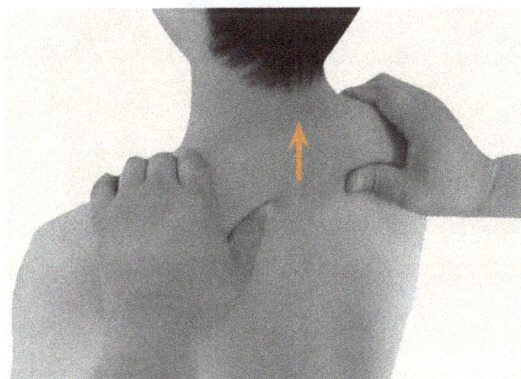

图 1-121 拿肩井 1

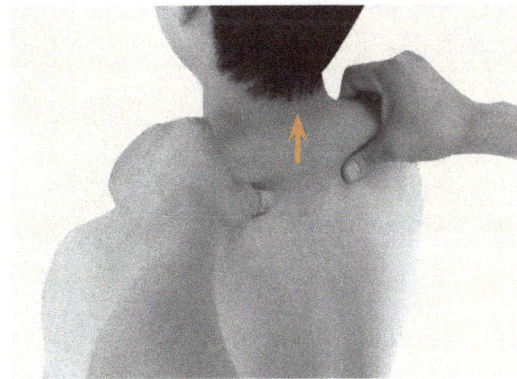

图 1-122 拿肩井 2

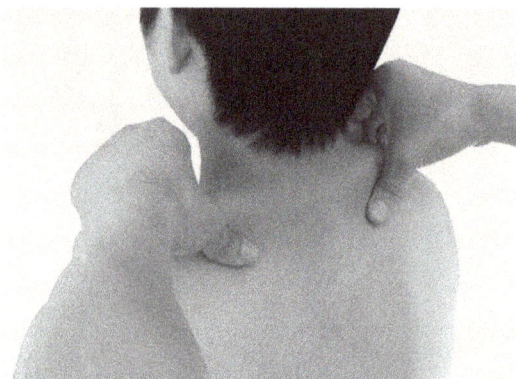

—•◄ 图 1-123　拿肩井 3 ►•—

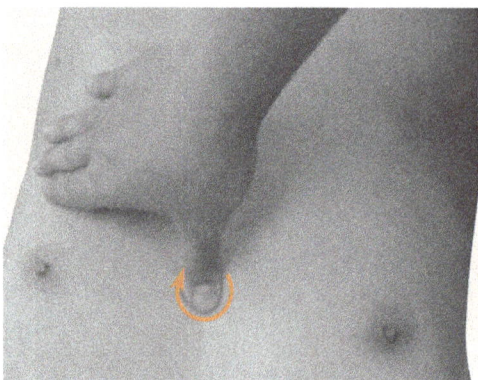

—•◄ 图 1-124　点揉膻中 ►•—

2. 胸闷、胸痛，配伍手法

（1）点揉膻中：患者仰卧位，术者站于其身侧，用拇指点按患者的膻中穴，用力稍重，以患者能忍受为限，时间持续约1分钟。施术时用拇指指端着力于治疗部位，用力持续按压人体的穴位，即为点法，也称点穴。在点穴同时配合拇指带动深层组织的轻柔缓和的环旋揉动，即为点揉。注意施术时拇指指端要吸定于治疗部位，压力要均匀，揉动幅度要适中，不宜过大或过小，并要带动深层组织。（图 1-124）

（2）横擦前胸部：患者仰卧位，术者站于其身侧，横擦前胸部，反复操作约半分钟。施术时将手的掌面着力于施治部位，触于皮表，循于肌肤，往返地横向直线擦动，以局部皮肤透热为度。本法浮而不沉，滑而不滞，比摩法速度快，着力持续连贯，均匀而和缓。但不可忽浮忽沉，忽快忽慢。操作时沉肩，屈肘，悬腕，将力集中于施术之手掌尺侧。注意只触肌肤，不可带动深层组织。（图 1-125，图 1-126，图 1-127）

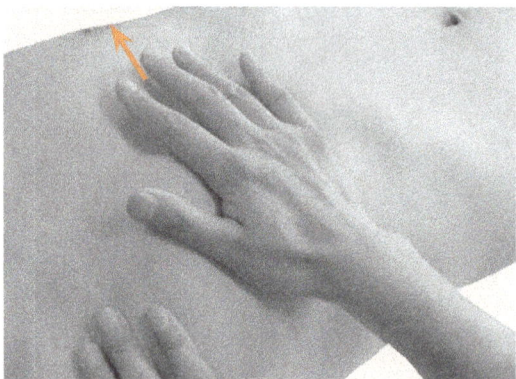

—•◄ 图 1-125　横擦前胸部 1 ►•—

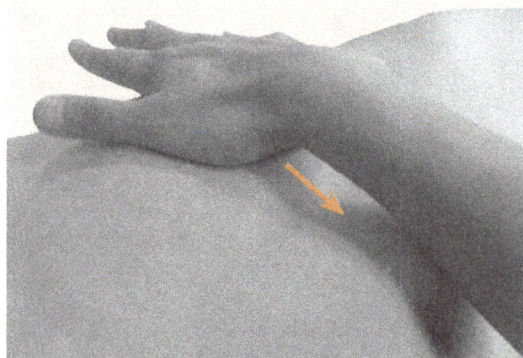

—•◄ 图 1-126　横擦前胸部 2 ►•—

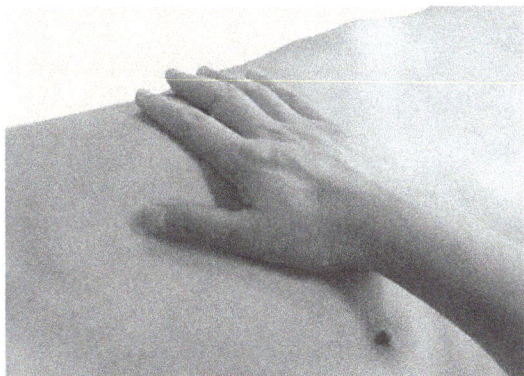

图 1-127 横擦前胸部 3

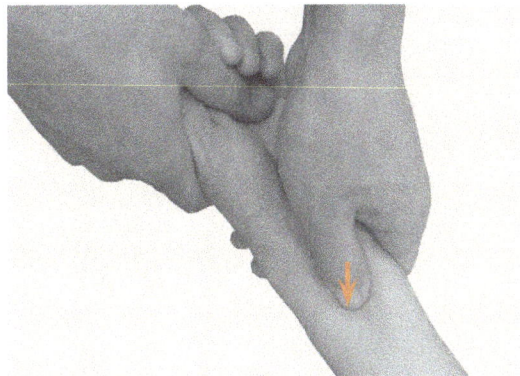

图 1-128 掐内关

(3) 掐内关：患者仰卧位，术者站于其身侧，用指掐法在内关穴操作，力度以得气为度，时间持续约 1 分钟。施术时以单手或双手拇指端甲缘，将力贯注于着力的指端，重按而掐之，施用掐法时着力或持续，或一上一下之掐点。但需注意不可刺破皮肤。掐法为重刺激手法之一，需依据患者耐受情况选择适当力度。（图 1-128）

3. 听力减弱或异常者，配伍手法

点揉耳门、听宫、听会、翳风：患者仰卧位，术者坐于其头前方，以拇指点揉耳门穴、听宫和听会，力度宜重，使酸胀之感窜至耳中，时间各持续约 1 分钟。施术时先用拇指指端用力持续按压人体的穴位，同时配合拇指带动深层组织的轻柔缓和的环旋活动。注意拇指指端要吸定于治疗部位，施加的压力要均匀，揉动幅度要适中。（图 1-129，图 1-130，图 1-131，图 1-132）

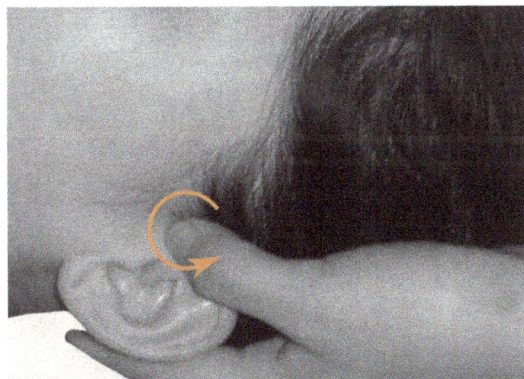

图 1-129 点揉耳门

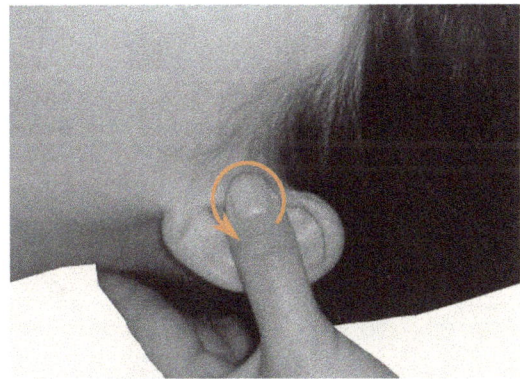

图 1-130 点揉听宫

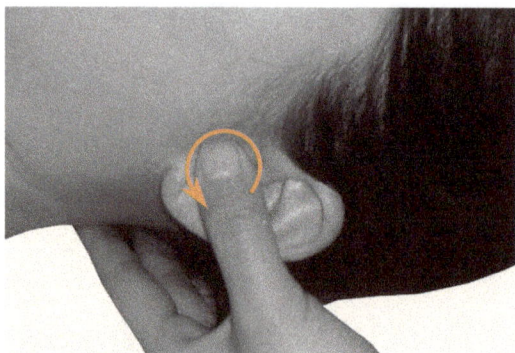
→◆ 图 1-131　点揉听会 ◆→

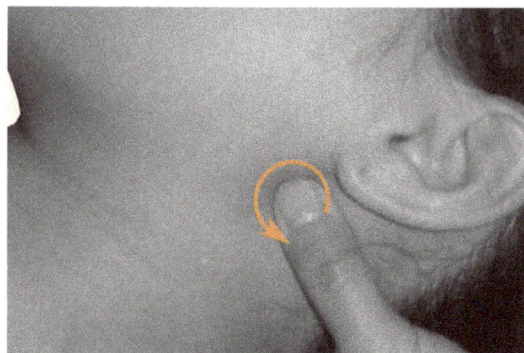
→◆ 图 1-132　点揉翳风 ◆→

4. 视力减退或异常，配伍手法

(1) 点揉攒竹、鱼腰、四白、瞳子髎：患者仰卧位，术者坐于其头前方，以拇指端点揉两侧攒竹、鱼腰、四白、瞳子髎穴各 1 分钟，力度以有酸胀感为度。施术时用拇指指端着力于穴位处，用力持续按压人体的穴位，同时配合拇指带动深层组织的轻柔缓和的环旋活动。注意拇指指端要吸定于治疗部位，施加的压力要均匀，以上肢带动拇指点揉，揉动幅度要适中。(图 1-133，图 1-134，图 1-135，图 1-136)

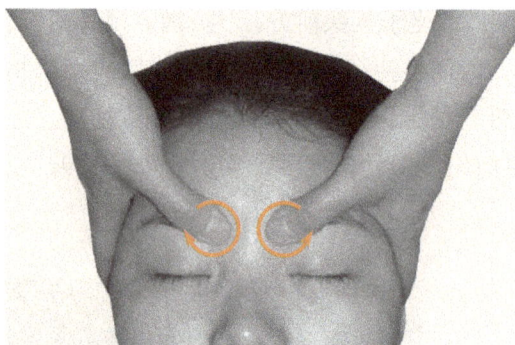
→◆ 图 1-133　点揉攒竹 ◆→

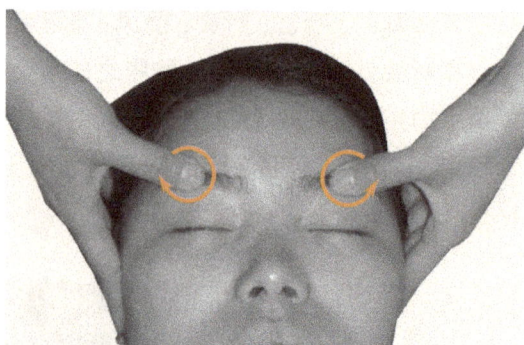
→◆ 图 1-134　点揉鱼腰 ◆→

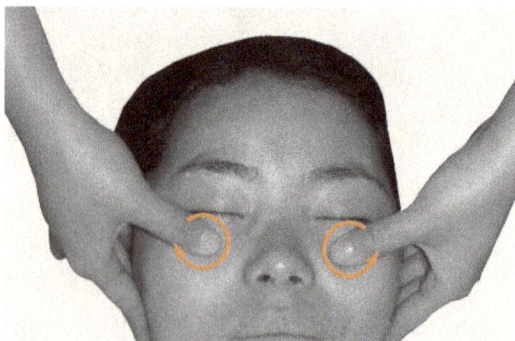
→◆ 图 1-135　点揉四白 ◆→

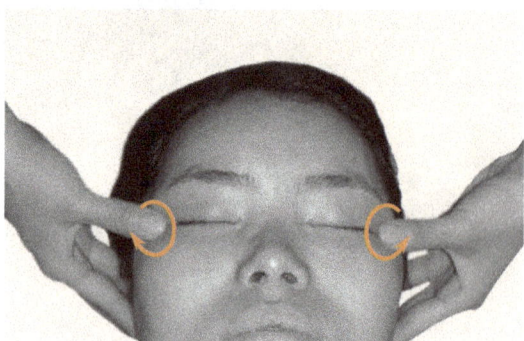
→◆ 图 1-136　点揉瞳子髎 ◆→

(2) 拿按睛明穴：患者仰卧位，术者坐于其头前方，将一手示、拇指端两指置于睛明穴上，同时由外向内相对用力均匀地拿按双侧睛明穴 100 下，力度以有酸胀感为度。施术时注意切忌使用指甲操作，以免患者产生不适。(图 1—137)

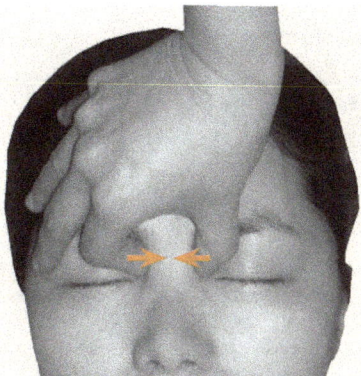

图 1—137 拿按睛明穴

5. 头痛，配伍手法

(1) 点按百会：患者仰卧位，术者站或坐于其头前方，点按百会穴约 1 分钟。施术时以指端着力，持续按压人体的穴位，即为点法，也称点穴。在点穴时也可瞬间用力点按人体的穴位，即为点按。点穴时可单用拇指点，也可示指或示中指一起点按穴位，以得气为度。点按时手指应保持一定姿势，避免在点按的过程中出现手指过伸或过屈，造成损伤。(图 1—138)

(2) 双运太阳：患者仰卧位，术者站或坐于其头前方，以双手运太阳穴约 1 分钟。双运太阳法施术时，用双手拇指或中指的指面，分别浮按于两侧太阳穴处，吸定以后作旋绕运动，反复操作，速度须轻缓不急，此法有安神功效。(图 1—139)

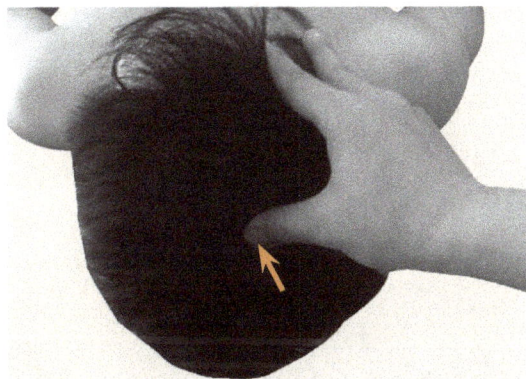

图 1—138 点按百会

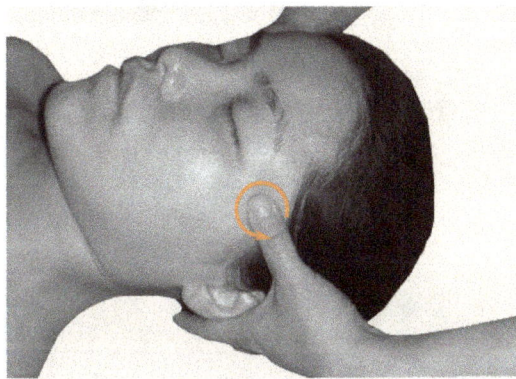

图 1—139 双运太阳

(3) 点揉率谷：患者仰卧位，术者坐于患者头前方，点揉率谷穴 1 分钟，力度以患者得气为度。施术时以指端着力，持续按压人体的穴位，即为点法，也称点穴。在点穴时配合瞬间加大力度点按人体的穴位，即为点按。点按时可单用拇指点，也可示指或示中指一起点按穴位。注意施术时手指应用力保持一定姿势，避免在点的过程中出现手指过伸或过屈，造成损伤。(图 1—140)

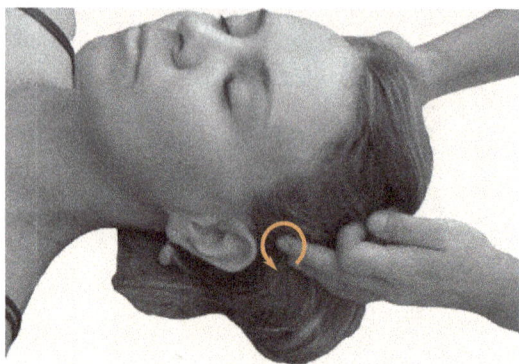

图 1-140　点揉率谷

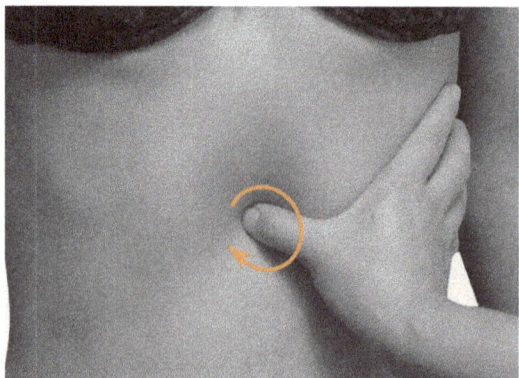

图 1-141　点揉中脘

6. 胃肠功能紊乱，配伍手法

（1）点揉中脘：患者仰卧位，术者站于其身侧，以拇指点揉中脘穴，力度以得气为度，时间持续约 1 分钟。施术时用拇指指端着力于治疗部位，用力持续按压人体的穴位，即为点法，也称点穴。在点穴同时配合拇指带动深层组织的轻柔缓和的环旋活动，即为点揉。注意施术时拇指指端要吸定于治疗部位，施加的压力要均匀，以上肢带动拇指点揉，揉动幅度要适中，不宜过大或过小，并要带动皮下深层组织。（图 1-141）

（2）摩腹：患者取仰卧位，术者站于其身侧，用掌摩法顺时针摩腹 5 分钟，力度需作用到胃肠。施术时术者手掌面附着于患者腹部，作环形而有节奏的抚摩，称摩腹，按如下反复顺序进行：右下腹→右上腹→左上腹→左下腹→右下腹。注意上肢及腕掌要放松，轻放于治疗部位上，要以前臂带动腕及着力部位作环旋揉动，动作要和缓协调，用力宜轻不宜重，速度宜缓不宜急。（图 1-142，图 1-143，图 1-144，图 1-145）

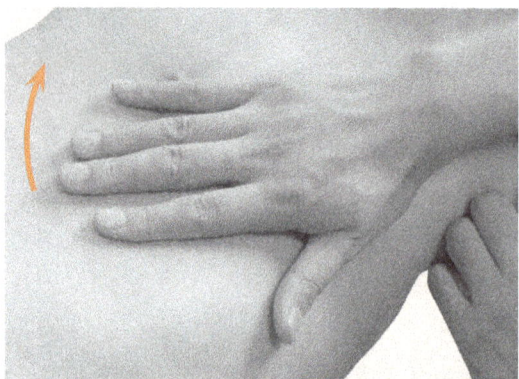

图 1-142　摩腹 1

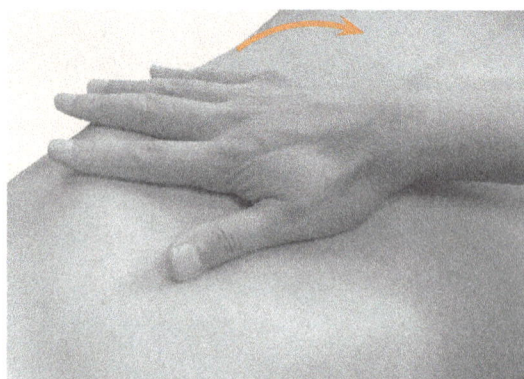

图 1-143　摩腹 2

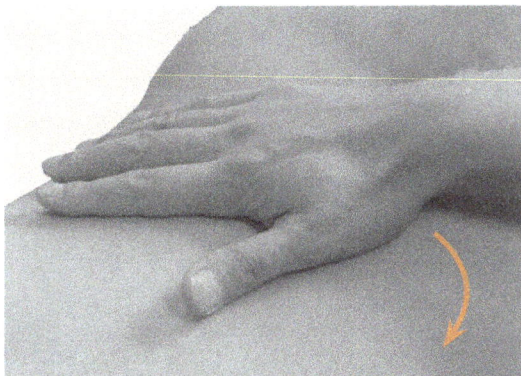

——◀◦ 图 1-144　摩腹 3 ◦▶——

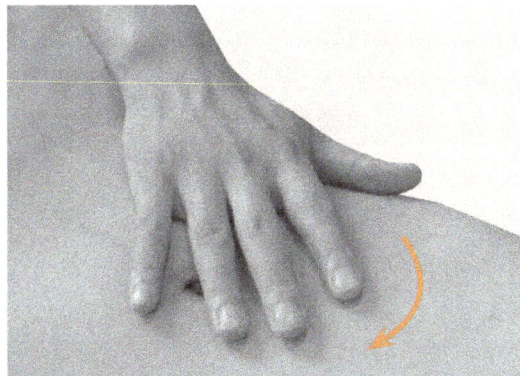

——◀◦ 图 1-145　摩腹 4 ◦▶——

（3）按揉脾俞、胃俞：患者俯卧位，术者站于其身侧，用拇指按揉脾俞穴和胃俞穴，各持续约 1 分钟。施术时用拇指罗纹面着力于穴位上，其余四指置于其对侧或相应的部位以助力，在拇指指面用力向下按压的同时，以上肢带动拇指做轻柔地环旋揉动，注意着力部位要吸定于治疗部位，按中有揉，揉中有按，并带动深层组织，揉动的幅度要适中，不宜过大或过小。（图 1-146）

（4）按揉足三里：患者仰卧位，术者站于其一侧，用拇指按揉足三里穴，以得气为度，时间 1 分钟。施术时以双手拇指指端着力，按压于足三里穴处，按住以后再做拇指的轻柔缓和的环旋活动即为按揉。注意按揉时着力部位要吸定于治疗部位，并带动深层组织；压力要均匀，动作要协调有节律；揉动幅度要适中，不宜过大或过小。（图 1-147）

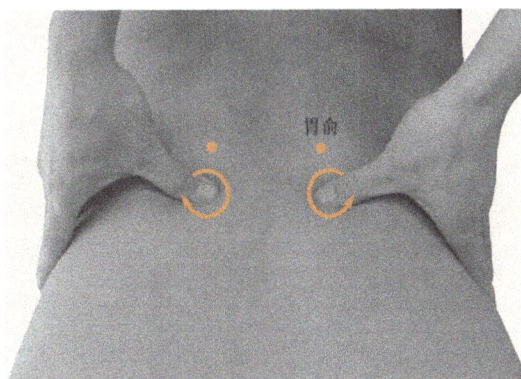

——◀◦ 图 1-146　按揉脾俞、胃俞 ◦▶——

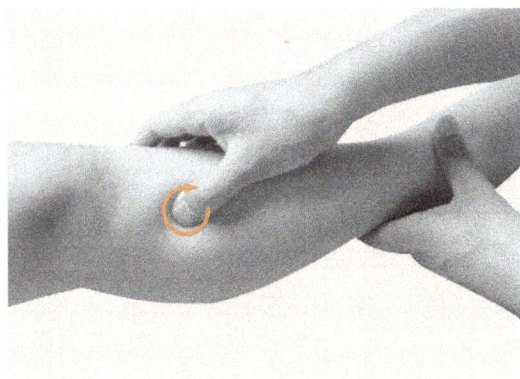

——◀◦ 图 1-147　按揉足三里 ◦▶——

7. 月经紊乱，配伍手法

点揉三阴交：患者取仰卧位，术者站于其身侧，以拇指点揉三阴交穴，力度以得气为度，时间持续约 1 分钟。施术时用拇指指端着力于治疗部位，用力持续按压人体的穴位，即为点法，在点穴同时配合拇指带动深层组织的轻柔缓和的环旋活动，即为点揉。注意施术时拇指指端要吸定于治疗部位，压力要均匀，揉动幅度要适中，不宜过大或过小，并要带动深层组织。(图1-148)

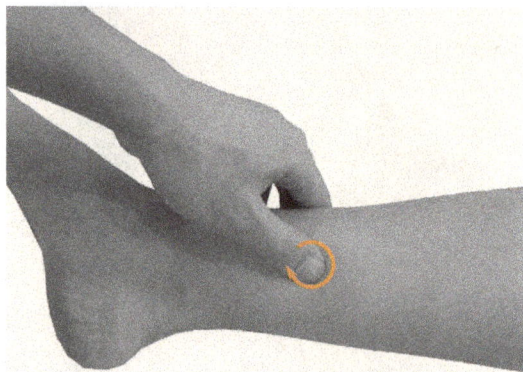

图 1-148　点揉三阴交

小贴士
TIPS

（1）圆枕睡眠：圆枕的软硬要适度，中间稍凹陷，仰卧位时头颈部枕上后应高低合适，以稍加限制头部向左右旋转，侧卧位时力求颈脊柱不形成侧弯，以避免其过分前屈或后伸。

（2）该型颈椎病，尤其当椎管狭窄时，不可采用后仰的动作。

第二章

肩部疾病按摩

冈下肌综合征

冈下肌综合征是指由外伤、劳损、受凉等原因引起冈下肌损伤所出现的一系列证候群。

✳ 临床表现

(1) 肩痛、肩臂痛、肩颈痛，可牵涉到拇指，为酸胀痛，亦可为麻痛、酸痛，肩部活动受限，主要是臂上举不完全，手后伸摸背困难。

(2) 有麻木感，但无感觉障碍。

(3) 冈下窝处有激痛点（相当于天宗穴）。病程长且反复发作的患者在相当于天宗穴处可触及块状或条索状物，压痛明显，可向患肢尺侧放射。

✳ 按摩治病小窍诀

(1) 滚揉肩背：患者正坐或俯卧位，术者站于其身侧，用滚法放松肩背部肌肉约8～10分钟。施术时用小指、环指、中指背侧及掌指关节着力于肩背部，以小指掌指关节背侧为支点，肘关节伸直，靠前臂的旋转及腕关节的屈伸，使产生的力作用于治疗部位上。先由病变远端或健侧逐渐向最痛部位接近，力量由轻到重（图2-1，图2-2，图2-3）。

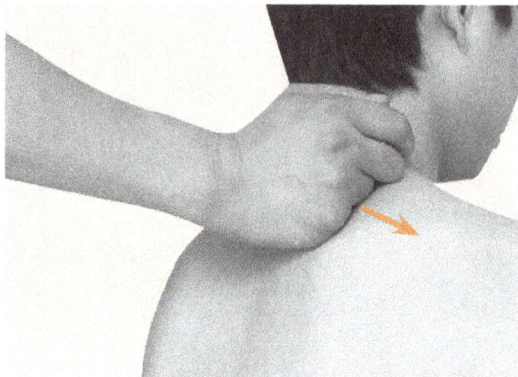

图 2-1 滚揉肩背 1

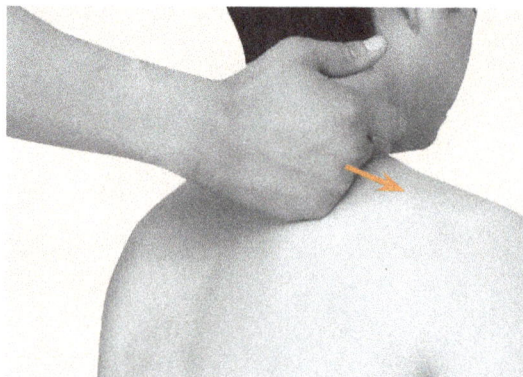

图 2-2 滚揉肩背 2

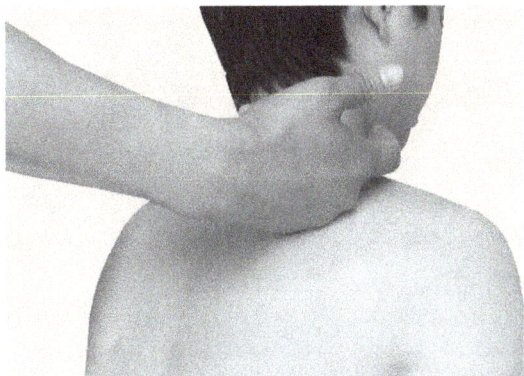

图 2-3　滚揉肩背 3

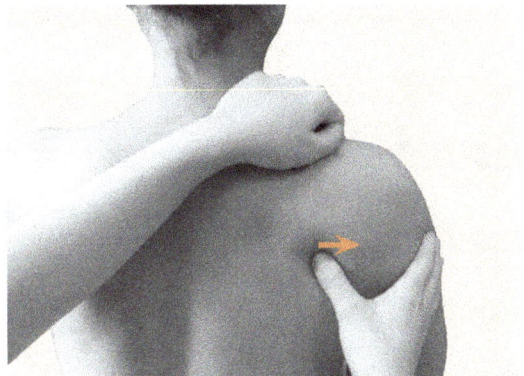

图 2-4　点揉天宗

（2）点揉天宗：患者正坐或俯卧位，术者站于其身后，用拇指点揉天宗穴约 1 分钟，力度以有酸胀为度。施术时先将拇指指端置于施术部位用力向下按压以后，再加以环旋揉动。注意点揉时拇指需吸定治疗部位，速度和缓不急，幅度要适中。（图 2-4）

（3）弹拨痛点：患者正坐或俯卧位，术者站于其身侧，垂直于肌肉走行方向弹拨肩背痛点，约 3 ~ 5 分钟，力度以患者能耐受为度。施术时力集中于指端，以拇指端施力，其余四指放置于肢体另一侧起辅助支撑作用，将着力的指端插入肌筋缝隙之间或肌筋的起止点，由轻而重，由慢而快地弹而拨之。（图 2-5，图 2-6）

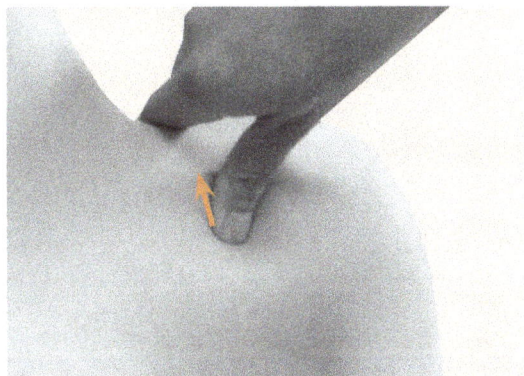

图 2-5　弹拨痛点 1

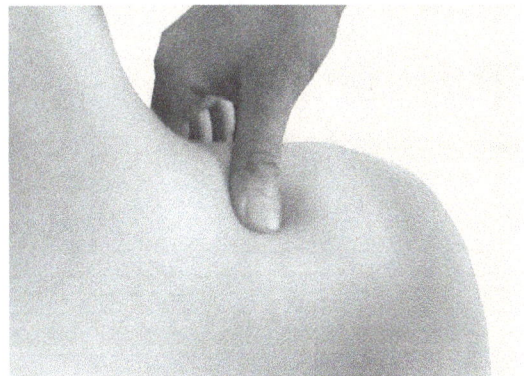

图 2-6　弹拨痛点 2

（4）擦法温通：患者俯卧位，术者站于其身侧，以正红花油为润滑剂在患部施以掌擦法约 1 分钟，施术时以手掌着力，要做直线往返快速擦动，以局部透热为度，作用层次在皮肤及皮下。（图 2-7，图 2-8，图 2-9）

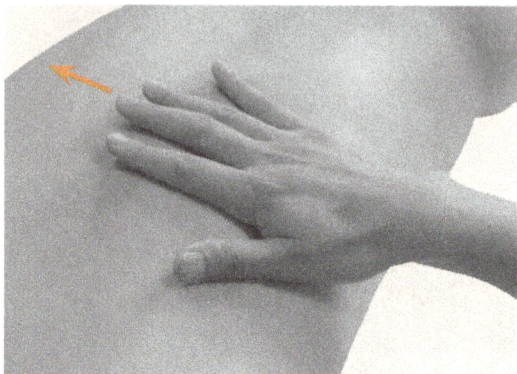

图 2-7　擦法温通 1

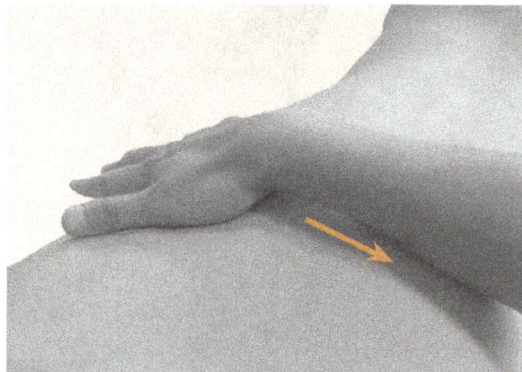

图 2-8　擦法温通 2

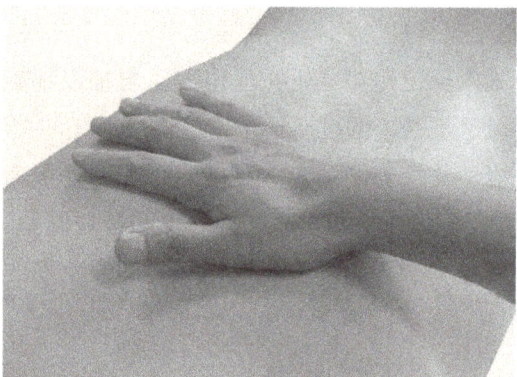

图 2-9　擦法温通 3

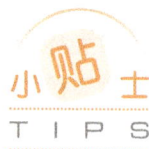

小贴士
TIPS

避免风寒，注意局部保暖。

前斜角肌综合征

　　前斜角肌综合征是由于前斜角肌痉挛、肥大或止点异常等，改变压迫了其下的锁骨下动脉和下臂丛神经而产生的一系列神经、血管受压所引起的综合征。常见病因为颈部外伤引起该肌反射性痉挛，或劳损而引起该肌紧张，也可因过度使用而使该肌肥厚，如射击、杂技等项目。此外，颈椎病、颈肋、颈 7 横突过长及第一肋骨变异，或局部肿瘤等也可引起本病。本病的形成与神经血管束通过三角间隙有关：①先天性畸形：前、中斜角肌融合成一体。②前斜角肌肥大。③前斜角肌的附着点靠外，造成三角间隙的狭窄。以上三种情况均可使神经血管束受压而产生斜角肌症候群，主要出现血管、尺神经及正中神经受压症状。中医学认为气血瘀滞为本病病机的关键，肝血亏虚、风邪侵袭多为久病体虚迁延不愈的发病机制。本病多见于中年人，女性多于男性，右侧多于左侧，多见于弱力型体型。

✳ 临床表现

临床表现因受压组织不同而异。

（1）锁骨下动脉受压：其疼痛具有血管性疼痛性质，起病突然，开始时自颈部向上肢尤其是尺侧放射，疼痛以麻木、刺痛为主，疼痛部位界限不清。疼痛程度常随颈部和上肢位置改变而变化，颈部伸直时疼痛加重，项部屈曲时疼痛可缓解。当颈椎活动、深吸气、上肢上举外展时疼痛加剧，严重者可累及枕部和胸部。此外可有血管症状，患肢发凉、发绀成呈苍白色，以手部明显，尤其下垂时更加明显。患侧脉搏减弱，血压减低，可出现患肢水肿，严重者可有指端坏死、点状瘀斑等。

（2）臂丛神经受压：发生于长期病变者，臂丛下干受压，疼痛呈锐痛性质并向前臂内侧以及第4、第5手指放射。日久出现受累区域及手部小肌肉，如大鱼际、小鱼际、蚓蚓肌及骨间肌等萎缩，肌力减退。

（3）锁骨下动脉与臂丛神经同时受压：与颈肋症状相同。

✳ 按摩治病小窍诀

1. 整体手法

（1）按揉乳突：患者坐位，术者站于其身体侧后方，用拇指按揉患者乳突，持续约1分钟。施术时用拇指罗纹面着力于穴位上，其余四指置于其对侧或相应的部位以助力，拇指指面用力向下按压的同时，以上肢带动拇指做环旋揉动，注意着力部位要吸定于治疗部位，按中有揉，揉中有按，并带动深层组织，揉动的幅度要适中，不宜过大或过小。（图2-10）

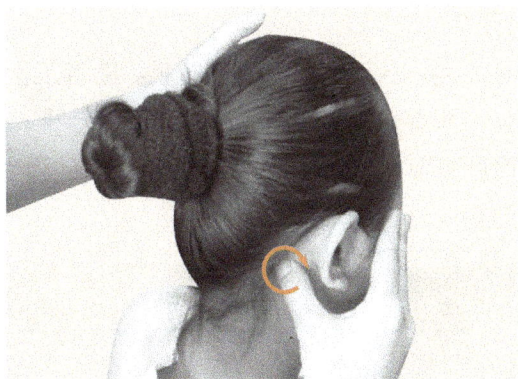
图2-10 按揉乳突

（2）捏拿颈项肌：患者正坐位，术者站在患者的侧后方，一手扶住患者的头部，另一手在颈部压痛点和痛性结节做广泛且深透的拿法，约3分钟。施术时拇指与其余四指对合呈钳形，施以夹力，以掌指关节的屈伸运动所产生的力，捏拿治疗部位，即捏而提起称为拿法，拿时自上而下，前臂放松，手掌空虚，捏拿的方向要与肌腹垂直，动作要连贯性，用力由轻到重，不可突然用力，注意指间关节不动。重点放松颈部两侧肌肉，此时患者局部应有酸胀感。（图2-11，图2-12）

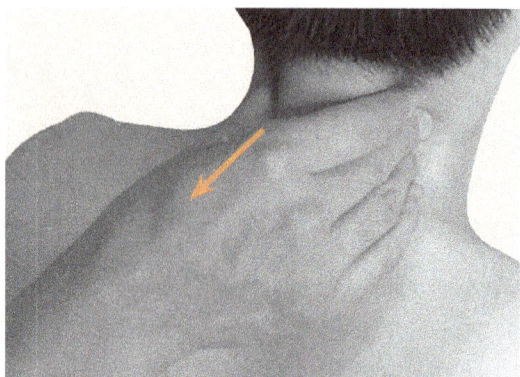

◆▶ 图 2-11　捏拿颈项肌 1 ◀◆

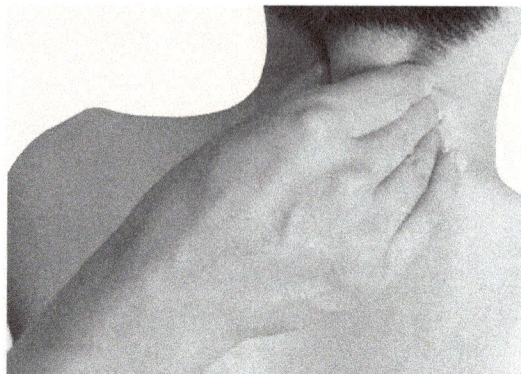

◆▶ 图 2-12　捏拿颈项肌 2 ◀◆

（3）点按缺盆：患者正坐位，术者站于患者侧方，以一手扶患者肩背部，另一手拇指点按缺盆穴约 1 分钟。施术时以拇指指端着力，持续按压人体的穴位，即为点法，也称点穴。在点穴时配合瞬间加大力度点按人体的穴位，即为点按。注意施术时手指应用力保持一定姿势，避免在点的过程中出现手指过伸或过屈，造成损伤。（图 2-13）

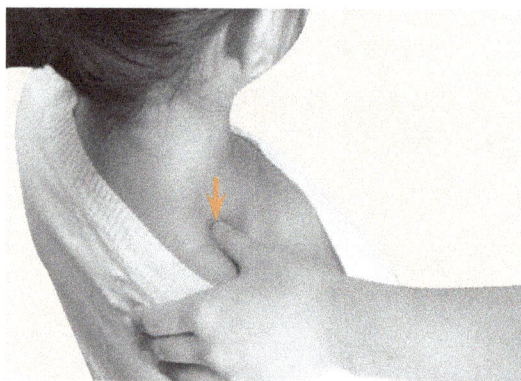

◆▶ 图 2-13　点按缺盆 ◀◆

（4）小鱼际侧击颈项外侧：患者正坐位，术者站于其患侧侧后方，双手合十，用双手手掌尺侧侧击颈项部外侧 2 分钟。施术时腕关节放松，双手手掌尺侧有节律地弹性击打局部，力度以患者觉舒适为度。（图 2-14，图 2-15）

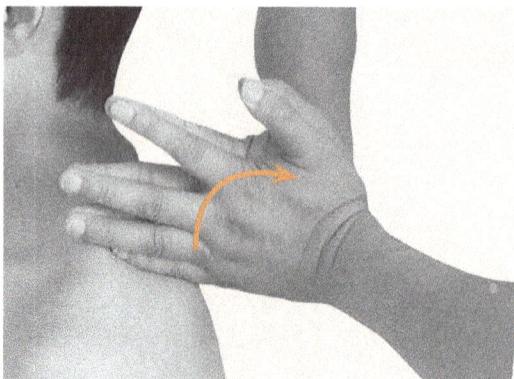

◆▶ 图 2-14 小鱼际侧击颈项外侧 1 ◀◆

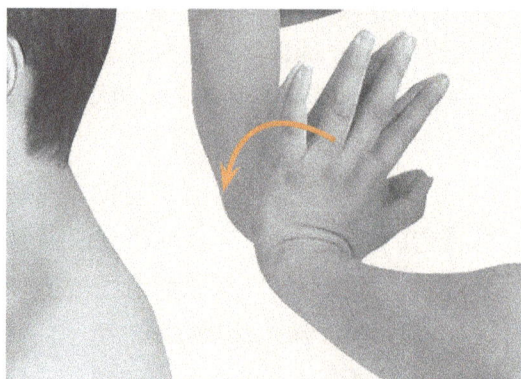

◆▶ 图 2-15 小鱼际侧击颈项外侧 2 ◀◆

（5）拿揉上肢：患者正坐位，术者坐于其患侧，用拿揉法在上肢的尺侧从腋窝开始经肘部到前臂进行治疗，往返操作 5 ～ 8 遍。施术时拇指与其余四指对合呈钳形，施以夹力，以掌指关节的屈伸运动所产生的力，自上而下往返捏拿治疗部位，力量从小到大，作用层次由浅至深。（图 2-16，图 2-17）。

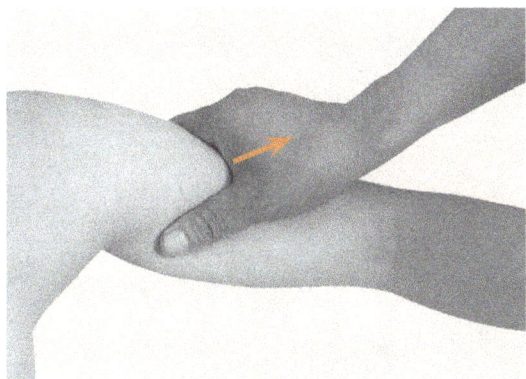

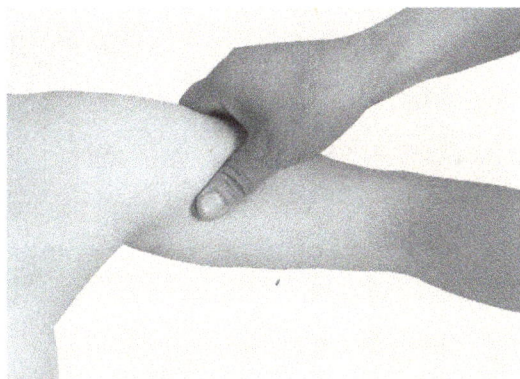

图 2-16 拿揉上肢 1   图 2-17 拿揉上肢 2

（6）按揉上肢尺侧痛点：以治疗患者左侧上肢为例。患者正坐位，术者侧身站在患者的前方，以左手托住患者上肢，右手拇指在下，其余四指在上，用拇指指腹按揉上肢内侧的痛点及痛性结节，约 3 分钟。按揉法施术时以拇指罗纹面按于施治部位上，以上肢带动拇指，往返用力，先按后揉，按揉以缓解肌肉痉挛，促进局部血液循环，减轻疼痛。（图 2-18）

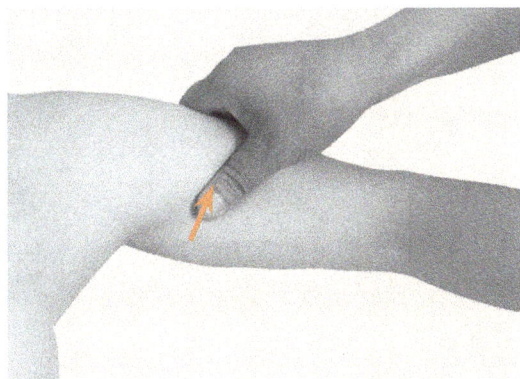

图 2-18 按揉上肢尺侧痛点

（7）捻或揉捻患处：根据不同病情予以不同治疗。

2. 手指麻的患者，配合手法

捻手指：患者正坐位，术者坐在其患肢侧，用捻法在第 4、第 5 手指上操作，力度要适中，每手指操作 2 分钟。施术时以拇指与示指末端捏住施治的部位，着力作对合的左右或上下或前后的旋转捻动。注意以两手指的对合力，对称着力捻转，往返捻动，捻而滑动，用力不可呆滞，着力应相缓、持续，避免损及皮表。（图 2-19，图 2-20，图 2-21）

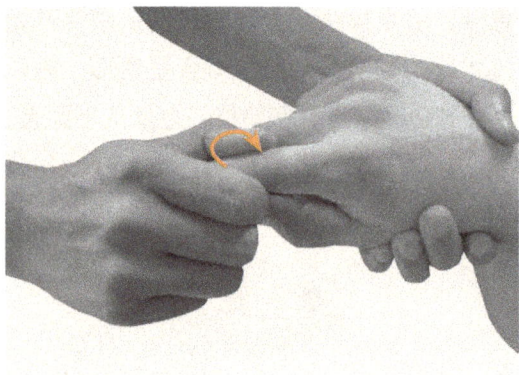

→ 图 2-19　捻手指 1 ↔

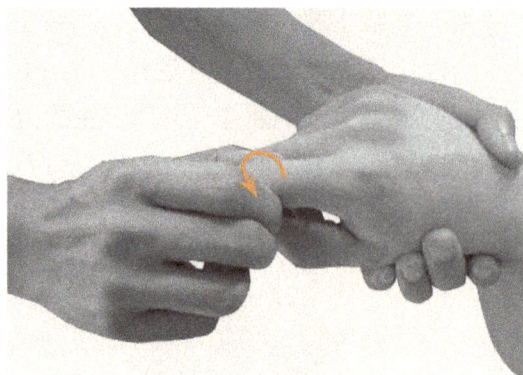

→ 图 2-20　捻手指 2 ↔

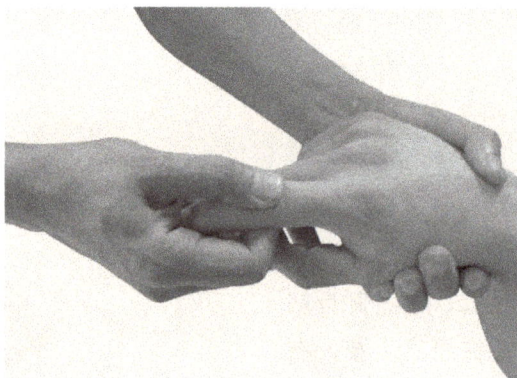

→ 图 2-21　捻手指 3 ↔

3. 肌肉萎缩或肌力减退者，配合手法

（1）按揉手掌：患者正坐位，术者坐在其患肢侧的前外侧，用按揉法在萎缩处肌肉（主要是大、小鱼际，蚓状肌及骨间肌等）处操作，力度要适中，操作 2 分钟。施术时以拇指与示指末端捏住施治的部位，着力作对合的左右或上下或前后的旋转揉捻。注意以两手指的对合力，对称着力揉捻，往返操作，用力不可呆滞，着力应相缓、持续，避免损及皮表。（图 2-22）

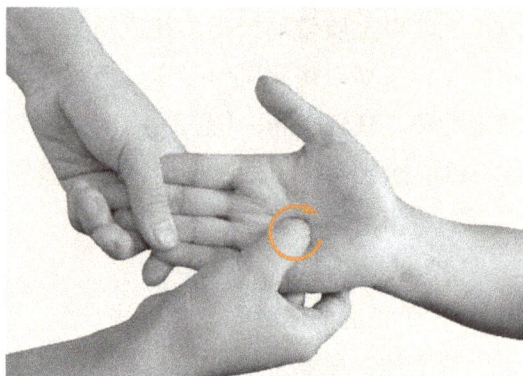

→ 图 2-22　按揉手掌 ↔

（2）抖手臂：患者正坐位，术者站于其患侧，双手握住患者的手指并使肩关节外展，先牵引，在牵引的情况下，做连续、小幅度、均匀、快速的上下抖动并使肩关节抖动的幅度最大，在抖动的过程中，可以瞬间加大抖动幅度 3～5 次，但只加大抖动的幅度，不加大牵引力。（图 2-23，图 2-24）

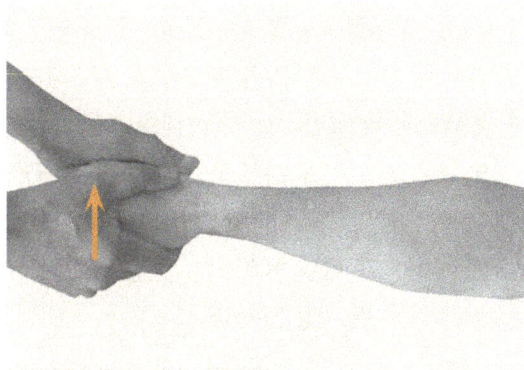

图 2-23 抖手臂 1

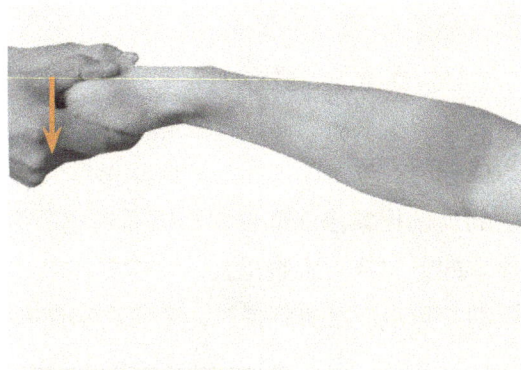

图 2-24 抖手臂 2

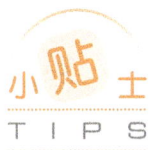

小贴士 TIPS

避风寒，注意保暖。

肩胛提肌损伤

　　肩胛提肌损伤是临床上一种常见的颈肩部疾病，多由突然动作造成损伤或由于长期低头伏案，积久劳损所致，大多被含糊地诊断为颈部损伤，或背痛、肩胛痛。亦或被诊断为颈椎病或肩周炎等。大多由突然性动作造成损伤。上肢突然过度后伸，使肩胛骨上提和向内上方旋转，肩胛提肌突然强烈收缩，由于肩胛骨周围软组织的影响，使肩胛骨与肩胛提肌不能同步运动，而造成肩胛骨脊柱缘的内上角肩胛提肌附着处的损伤。大多发生在上 4 个颈椎横突处（肩胛提肌的起点处），且损伤处瘢痕变性较明显。

❋❋ 临床表现

　　(1) 以中老年发病常见，多为单侧发病少为双侧同时发病。病程多缓慢，少见于急性起病者。病久者可同时伴有颈肩部其他软组织损伤。

　　(2) 患者自觉颈根部有钝痛、酸沉等不适感，可向头颈部或肩背部放射，重者可有活动受限。

　　(3) 双侧发病者颈活动受限较明显，尤以前屈为著。于肩胛骨内上角可查得压痛点，多伴有硬结和条索状反应物，部分人有剥离感。

✱✱ 按摩治病小窍诀

（1）揉拿颈项肌：患者正坐位，术者站在患者的后方，一手扶住患者的头部，另一手在颈部压痛点和痛性结节（多位于上4个颈椎横突的后结节处）做广泛且深透的拿法，约3分钟。施术时拇指与其余四指对合呈钳形，施以夹力，以掌指关节的屈伸运动所产生的力，捏拿治疗部位，即捏而提起称为拿法，拿时自上而下，前臂放松，手掌空虚，捏拿的方向要与肌腹垂直，动作要连贯，用力由轻到重，不可突然用力，注意指间关节不动。重点放松肩胛提肌，患者局部应有酸胀感。（图2-25，图2-26）

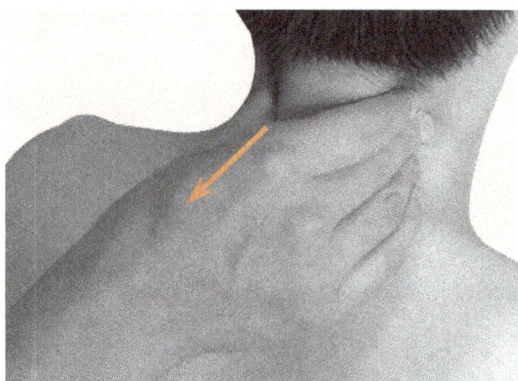

—•‹ 图2-25 揉拿颈项肌1 ›•—

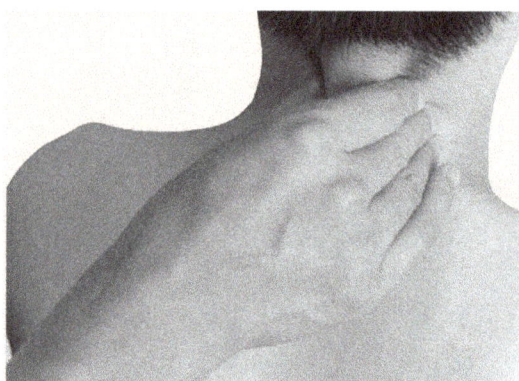

—•‹ 图2-26 揉拿颈项肌2 ›•—

（2）弹拨颈项部痛点：患者正坐位，术者站在患者的侧后方，以一手固定患者前额，另一手的拇指罗纹面弹拨颈部痛点及痛性结节，约3分钟。弹拨法施术时以拇指罗纹面按于施治部位上，以上肢带动拇指，垂直于肌腱、肌腹、条索往返用力推动，先按后拨，掌指关节及指间关节不动，拇指应做对掌运动，随后反复弹拨颈项部肌肉数分钟，以缓解肌肉痉挛，促进局部血液循环，减轻疼痛。（图2-27，图2-28）

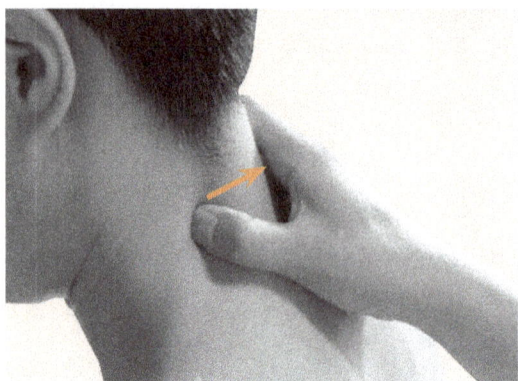

—•‹ 图2-27 弹拨颈项部痛点1 ›•—

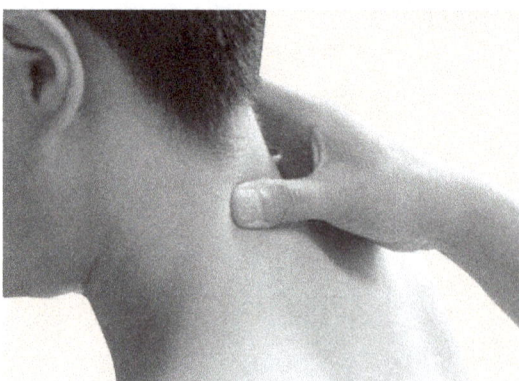

—•‹ 图2-28 弹拨颈项部痛点2 ›•—

（3）搓揉肩背：患者正坐或俯卧位，术者站于其身侧，用搓法放松肩背部肌肉约 8 ～ 10 分钟。施术时用小指、环指、中指背侧及掌指关节着力于肩背部，以小指掌指关节背侧为支点，肘关节伸直，靠前臂的旋转及腕关节的屈伸，使产生的力作用于治疗部位上。先由病变远端或健侧逐渐向最痛部位接近，力量由轻到重。（图 2-29，图 2-30，图 2-31）

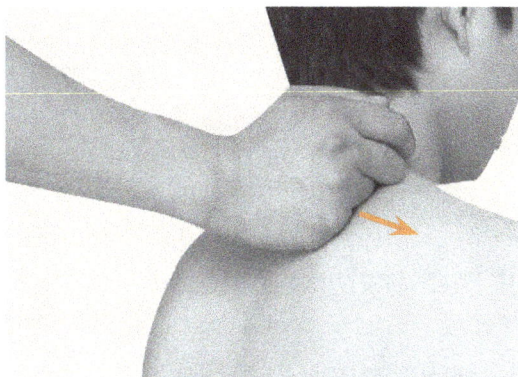

图 2-29 搓揉肩背 1

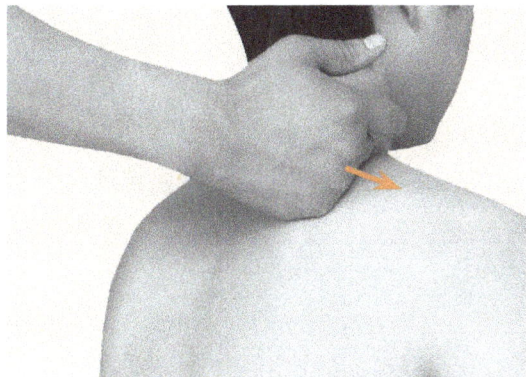

图 2-30 搓揉肩背 2

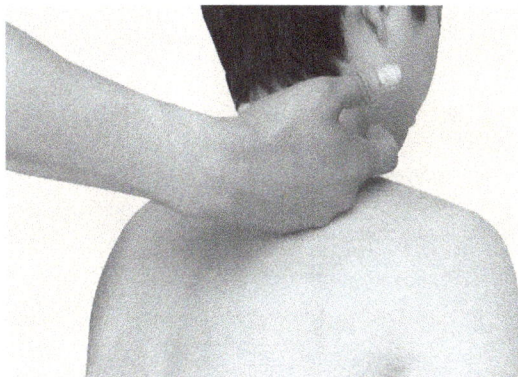

图 2-31 搓揉肩背 3

（4）弹拨肩胛内侧痛点：患者正坐或俯卧位，术者站于其身侧，垂直于肩胛提肌走行方向弹拨肩背痛点，约 3 ～ 5 分钟，力度以患者能耐受为度。施术时力集中于指端，以拇指端施力，其余四指放置于肢体另一侧起辅助支撑作用，将着力的指端插入肌筋缝隙之间或肌筋的止点，由轻而重，由慢而快地弹而拨之（图 2-32）。

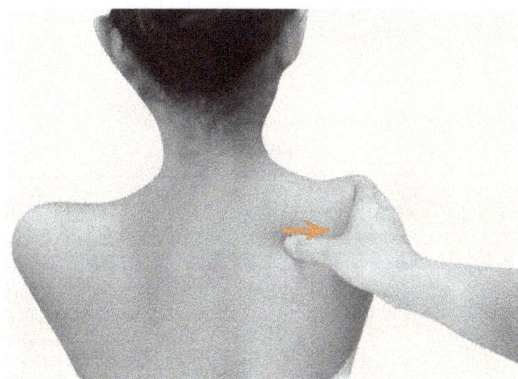

图 2-32 弹拨肩胛内侧痛点

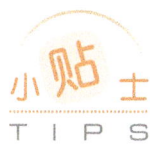

小贴士 TIPS

在治疗的同时应注意纠正工作姿势、调整工作强度，注意颈肩部保健和运动锻炼。

胸锁乳突肌肌腱炎

　　胸锁乳突肌肌腱炎是一种常见病,大多发生于睡眠起身时,常被笼统地诊断为落枕。其实,胸锁乳突肌肌腱炎只是落枕中的一种。中医认为该病是风寒侵袭肌筋、颈项强直所致。该病常于睡眠后发病,其原因是劳损引起肌腱的慢性损伤,肌腱在不断地自我修复。白天头部活动频繁,血运良好,代谢较快;睡眠时,因头部停止活动,肌腱的局部血运较差,代谢减慢,加之睡眠姿势不良,可加重胸锁乳突肌的牵拉损伤,如果颈部保暖不好,会使肌腱血运进一步减少,使肌腱受损部位的坏死细胞、渗出物不能被排除,形成水肿,刺激神经末梢,而引起一系列临床表现。现象上它是新病,实质上它是积累性劳损导致的旧病新发。

✳ 临床表现

　　一般都于睡眠起身后,突然发作,患者颈部旋转活动受限,僵硬,勉强转颈会引起患侧颈部痉挛性疼痛。

✳ 按摩治病小窍诀

　　(1) 点按穴位:患者正坐位,术者站于其患侧侧后方,用拇指指端用力向下点按患侧合谷、外关、落枕穴,每穴点按半分钟至 1 分钟,强刺激,点穴的同时应嘱患者活动颈部。待疼痛缓解后再进行其他手法治疗(图 2-33,图 2-34)。

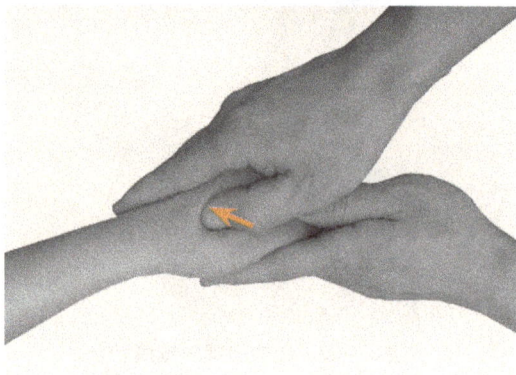

—◆▶ 图 2-33 点按合谷 ◀◆—

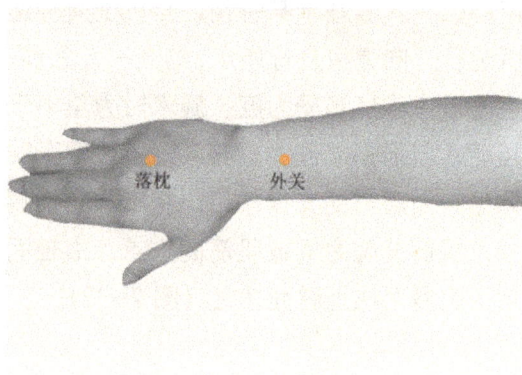

—◆▶ 图 2-34 点按落枕、外关 ◀◆—

　　操作方法如下:

　　1) 点按合谷:患者正坐位,术者站于患者侧前方,以一手握住患者其余四指,另一手用拇指指腹点按合谷穴约 1 分钟。施术时以拇指指端着力，持续按压人体的穴位，即为点法，也称点穴。在点穴时配合瞬间加大力度点按人体的穴位，即为点按。注意施术时手指应用力保持一定姿势，避免在点的过程中出现手指过伸或过屈，造成损伤。（图 2-33）

2）点按外关：患者正坐位，术者站于患者侧后方，以一手扶患者手腕，另一手拇指指腹点按外关穴约 1 分钟。施术时以拇指指端着力，持续按压人体的穴位，即为点法，也称点穴。在点穴时配合瞬间加大力度点按人体的穴位，即为点按。注意施术时手指应用力保持一定姿势，避免在点的过程中出现手指过伸或过屈，造成损伤。（图 2-34）

3）点按落枕：患者正坐位，术者站于患者侧后方，以一手握住患者四指，另一手用拇指指腹点按落枕穴约 1 分钟。施术时以拇指指端着力，持续按压人体的穴位，即为点法，也称点穴。在点穴时配合瞬间加大力度点按人体的穴位，即为点按。注意施术时手指应用力保持一定姿势，避免在点的过程中出现手指过伸或过屈，造成损伤。（图 2-34）

（2）拿揉颈肩：患者正坐位，术者站于其患侧侧后方，在颈项部、肩部施用拿揉法。施术时拇指与其余四指对合呈钳形，施以夹力，以掌指关节的屈伸运动所产生的力，自上而下捏拿治疗部位 5～8 分钟，重点是胸锁乳突肌和斜方肌。放松时应从上到下，从中央到两边，从健侧到患侧，力量从小到大，作用层次由浅至深。（图 2-35，图 2-36）

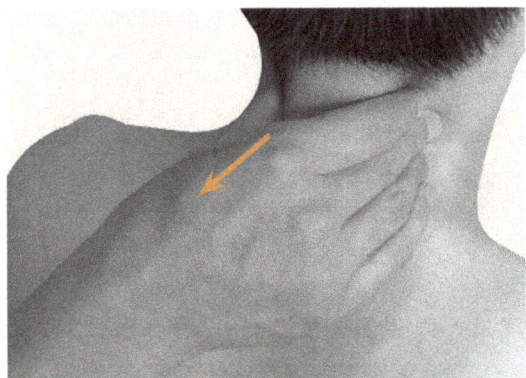

◄●►► 图 2-35　拿揉颈肩 1 ◄●►►　　　　◄●►► 图 2-36　拿揉颈肩 2 ◄●►►

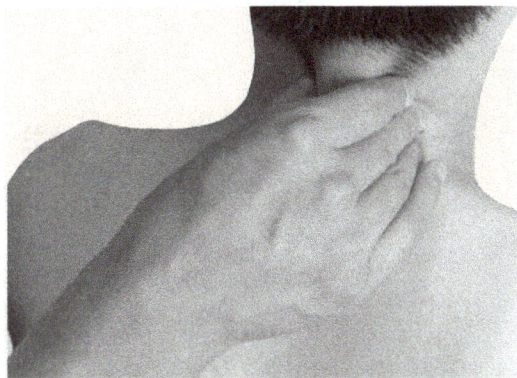

（3）颈椎定位旋转扳法：患者正坐位，术者站于其患侧侧后方，施以颈椎定位旋转扳法，本法适用于有棘突偏歪，旋转活动受限者；若有侧屈受限，可做颈椎侧扳法。（图 2-37）

（4）拔伸颈部：患者仰卧位，术者坐于其头前方，一手托住患者后枕部，另一手置于患者下颌处，两手同时用力缓慢拔伸患者颈部。本法纠正颈椎椎间关节的紊乱，同时也可缓解颈部肌肉痉挛。（图 2-38）

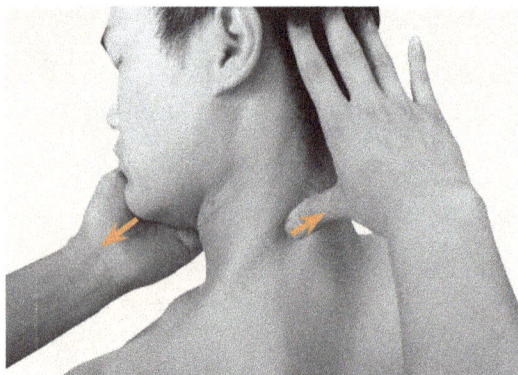

图 2-37　颈椎定位旋转扳法

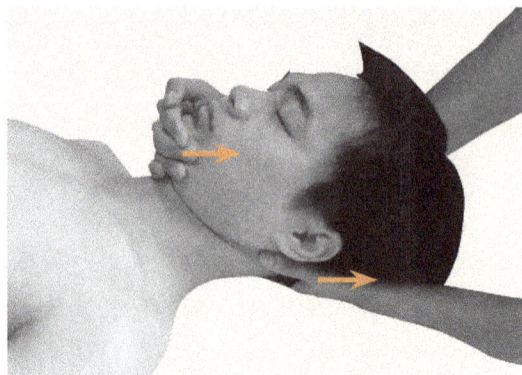

图 2-38　拔伸颈部

（5）掌擦肩部：患者正坐位，术者站于其患侧侧后方，用手掌在颈肩部做擦法约 1 分钟。施术时以手掌着力，要做直线往返快速擦动，以透热为度，用以改善局部血液循环，缓解肌肉痉挛，达到活血止痛的目的。（图 2-39，图 2-40）

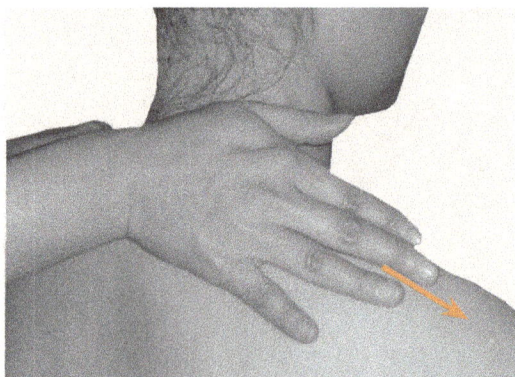

图 2-39　掌擦肩部 1

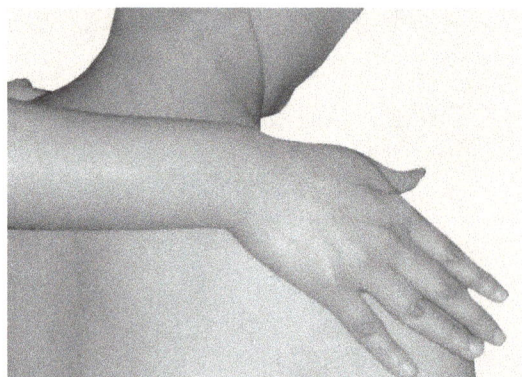

图 2-40　掌擦肩部 2

（6）小鱼际侧击颈肩部：患者正坐位，术者站于其患侧侧后方，双手合十，用双手手掌尺侧侧击颈肩部 2 分钟。施术时腕关节放松，双手手掌尺侧有节律地弹性击打局部，力度以患者觉舒适为度。（图 2-41，图 2-42）

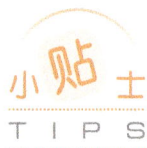

小贴士
TIPS

睡枕要合适，避免受风寒。

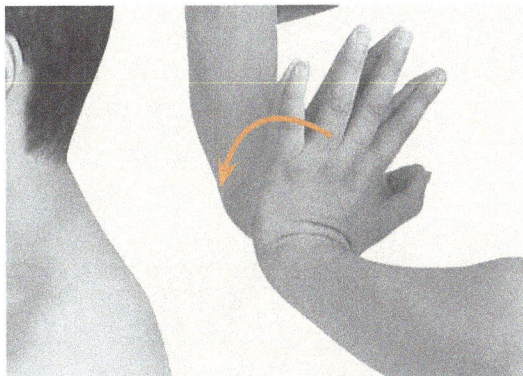

图 2-41　小鱼际侧击颈肩部 1

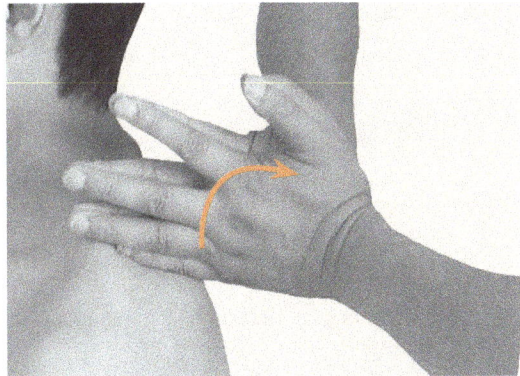

图 2-42　小鱼际侧击颈肩部 2

冈上肌腱炎

　　冈上肌肌腱炎又名冈上肌腱综合征、外展综合征，是指劳损和轻微外伤后逐渐引起的肌腱退行性改变。其主要临床特征是当肩外展 60°～120° 出现明显疼痛。冈上肌起于肩胛骨冈上窝，肌腱在喙肩韧带及肩峰下滑囊之下、肩关节囊之上通过，止于肱骨大结节。其作用为固定肱骨于肩胛盂中，并与三角肌协同动作使上肢外展。冈上肌在肩关节肌群中是肩部力量集中的交叉点，受力于四方，因此是比较容易劳损的肌肉，尤其在肩部外展 60°～120° 时，冈上肌肌腱必须穿过肩峰下面和肱骨头上面的狭窄间隙，因受到喙肩韧带和肩峰的摩擦，容易挤压摩擦损伤而产生肌腱无菌性炎症，炎症发生后很容易使冈上肌钙化而变脆弱，褪变的腱纤维因外伤或肌肉突然收缩而发生完全或不完全断裂。冈上肌收缩使肩外旋，肩胛下肌收缩使肩内旋。当出现反射性、机械性创伤，导致退变性变化时，可使腱袖的其他组织出现疼痛，关节不利，或该腱功能障碍，肩外展困难，不能抬举。中医学认为本病的形成以气血不足，肝肾亏损为内因，肩部外伤或感受风寒湿邪为外因，内外因相互作用致瘀血阻络或血虚不能养筋而出现肩关节疼痛、关节活动不利之证。本病好发于中青年，一般起病缓慢，常因轻微的外伤史、受凉史或单一姿势的工作、劳动而诱发。本病多属中医学"肩凝风"、"筋痹"范畴。

✲✲ 临床表现

　　起病缓慢，初起只在肩部活动尤其是在外展活动时感觉疼痛且一般局限于肩外，但在着凉或外伤后，疼痛可骤然加重，严重时影响睡眠和日常生活，疼痛亦可放射到颈项及臂部。疼痛弧是本病特点，即在肩外展60°～120°时疼痛明显，不到或超出此范围时疼痛消失。在冈上肌肌腱的止点即肱骨大结节处和肩峰下滑囊区、三角肌附着点处有压痛。

✳ 按摩治病小窍诀

（1）掖揉肩背：患者正坐或俯卧位，术者站于其身侧，用掖法放松肩背部肌肉约8～10分钟。施术时用小指、环指、中指背侧及掌指关节着力于肩部，以小指掌指关节背侧为支点，肘关节伸直，靠前臂的旋转及腕关节的屈伸，使产生的力作用于治疗部位上。先由病变远端或健侧逐渐向最痛部位接近，力量由轻到重。（图2-43，图2-44，图2-45）。

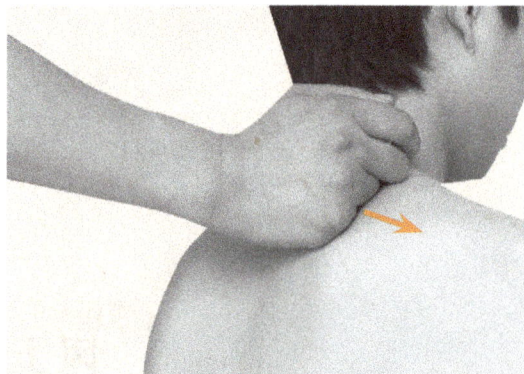

◆◁ 图2-43 掖揉肩背1 ▷◆

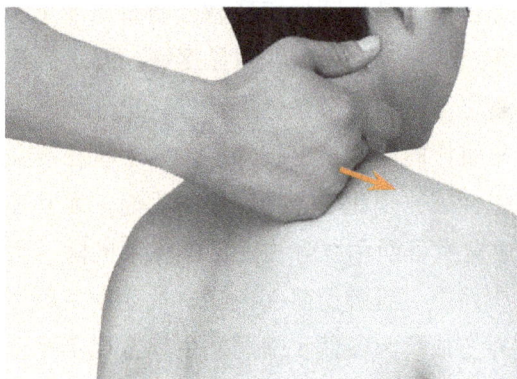

◆◁ 图2-44 掖揉肩背2 ▷◆

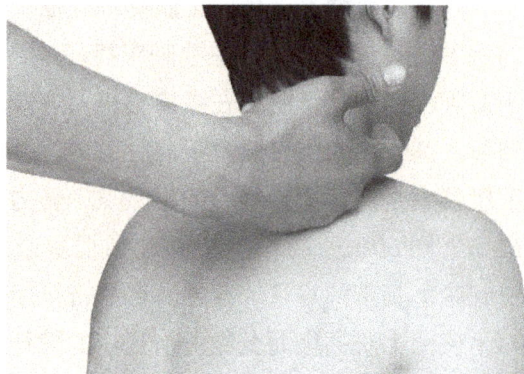

◆◁ 图2-45 掖揉肩背3 ▷◆

（2）拿肩井：患者取坐位，术者立于其后，拿肩井10次，力度以患者能耐受为度。施术时一手的拇指与其余四指对合呈钳形，施以夹力，在施治部位做广泛且深透的拿法，拿时自上而下，放松肌肉。在做拿法时，前臂放松，手掌空虚，捏拿的方向要与肌腹垂直，动作要连贯，用力由轻到重，不可突然用力，应以掌指关节运动为主捏拿肌腹，指间关节不动。（图2-46，图2-47，图2-48）

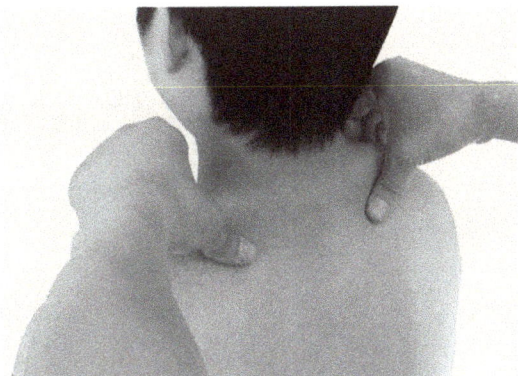

◄►◄ 图 2-46　拿肩井 1 ►◄►

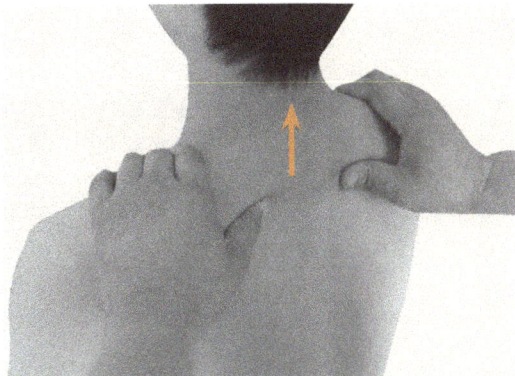

◄►◄ 图 2-47　拿肩井 2 ►◄►

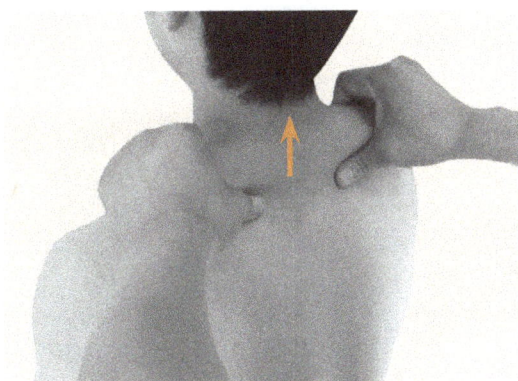

◄►◄ 图 2-48　拿肩井 3 ►◄►

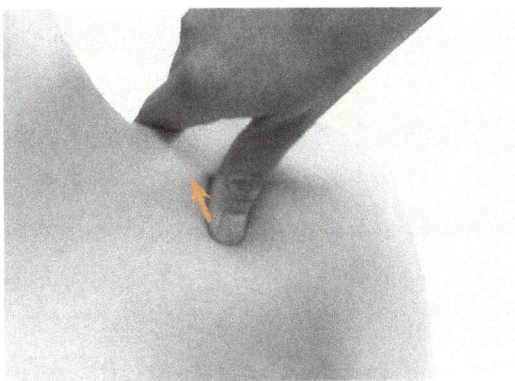

◄►◄ 图 2-49　弹拨痛点 ►◄►

（3）弹拨痛点：患者正坐位，术者站在其患侧，确定痛点位置后，以拇指指端垂直于肌肉走行方向弹拨痛点，约 5 分钟，力度以患者能耐受为度。施术时力集中于指端，以拇指端施力，其余四指放置于肢体另一侧起辅助支撑作用，将着力的指端插入肌筋缝隙之间或肌筋的起止点，由轻而重，由慢而快地弹而拨之。（图 2-49）

（4）环揉肩关节：患者正坐位，术者站于其患侧，两手分别置于肩前和肩后，同时相对稍用力夹住肩部后，两手交替逆时针环揉肩关节，至局部透热为度。施术时两手需吸定于治疗部位，力度以患者觉舒适为宜。（图 2-50，图 2-51，图 2-52）

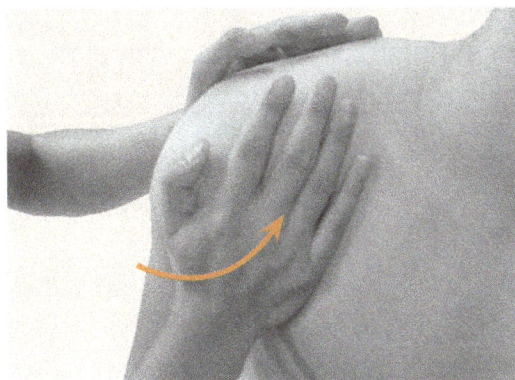

◄►◄ 图 2-50　环揉肩关节 1 ►◄►

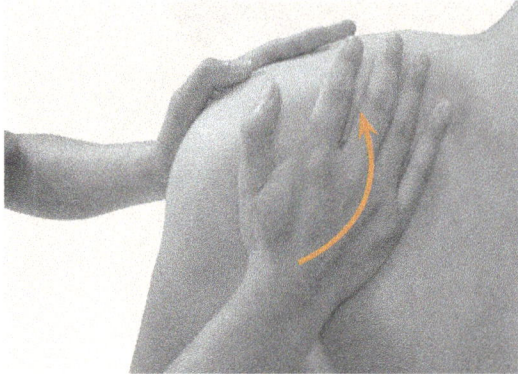

—◆• 图 2-51 环揉肩关节 2 •◆—

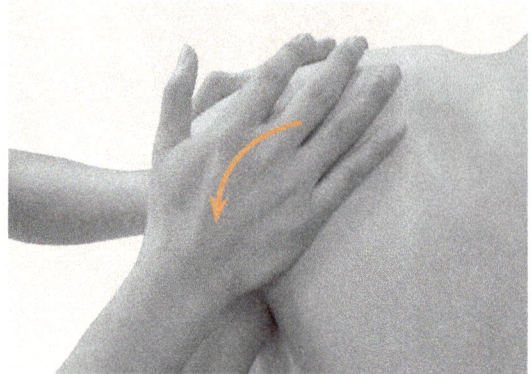

—◆• 图 2-52 环揉肩关节 3 •◆—

（5）摇肩关节：患者正坐位或卧位，术者站于患者侧后方，用摇法在患侧肩关节上操作，注意在生理范围内施术，时间约 1 分钟。施术时术者一手托住患侧肘关节，另一手轻压在患侧肩关节上，使肩关节沿前下→前上→后上→后下的方向摇动，并尽量使上臂外展，先向前摆 4～5 周，再向后摇 4～5 周，在摇转过程中，将用上臂尽量外展约 90°～120（轻度上举）。注意摇动的范围要逐渐加大。（图 2-53，图 2-54，图 2-55）

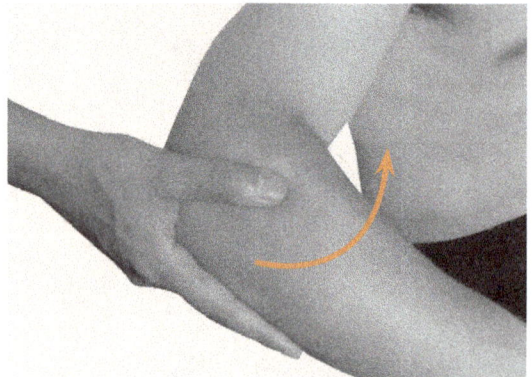

—◆• 图 2-53 摇肩关节 1 •◆—

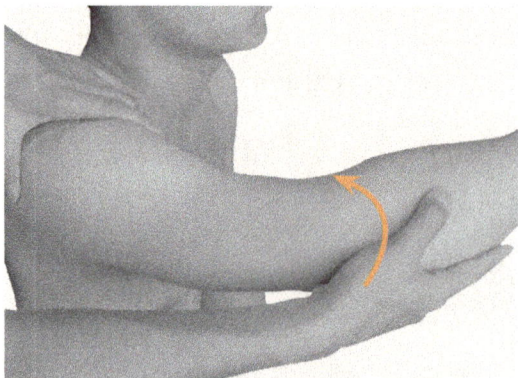

—◆• 图 2-54 摇肩关节 2 •◆—

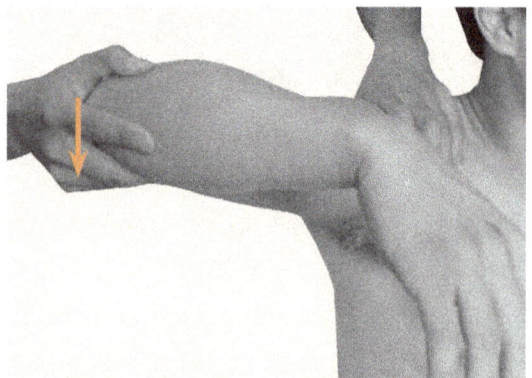

—◆• 图 2-55 摇肩关节 3 •◆—

(6) 按揉曲池、手三里：患者正坐或仰卧位，术者站于其一侧，用拇指按揉法曲池穴和手三里穴，以得气为度，时间 1 分钟。按揉法是由按法和揉法结合而成的复合手法。施术时以拇指的罗纹面着力于治疗部位，其余四指置于其对侧或相应的部位以助力，拇指主动施力，在对治疗部位按压的同时，带动其皮下组织做回旋揉动。按揉法是将按法和揉法有机的结合起来，注意切忌将按和揉分开，要按中有揉，揉中寓按，刚柔并济，连绵不断，力求和缓自如。（图 2-56）

(7) 掐合谷：患者正坐或仰卧位，术者站于其身侧，用拇指掐法在合谷穴操作，以得气为度，时间持续约半分钟。施术时以单手或双手拇指端甲缘，将力贯注于着力的指端，重按而掐之，施用掐法时着力或持续，或一上一下之掐点。但需注意不可刺破皮肤。掐法为重刺激手法之一，需依据患者耐受情况选择适当力度。（图 2-57）

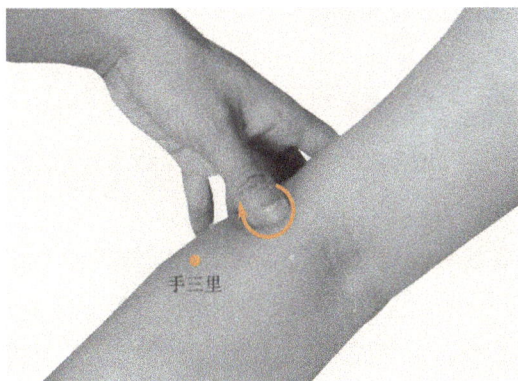

———◄ 图 2-56 按揉曲池、手三里 ►———

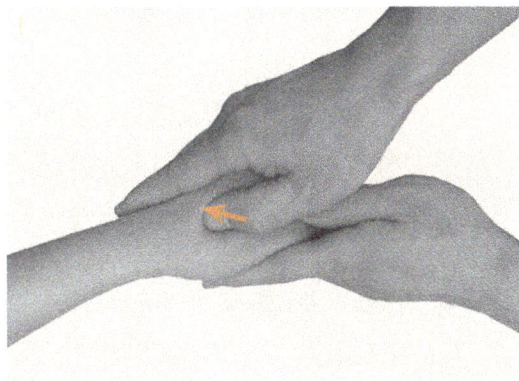

———◄ 图 2-57 掐合谷 ►———

小贴士 TIPS

急性发作时应减少活动，避免作肩外展旋转活动及提取重物。疼痛缓解之后，进行肩关节前屈、后伸、外展、内收、内旋、外旋的功能锻炼，力量由轻到重，范围从小到大，循序渐进，不可操之过急，可预防肩关节周围炎的发生。同时还要预防风寒湿邪侵袭患处。

肩峰下滑囊炎

肩峰下滑囊炎是指由于各种致病因素刺激肩峰下滑囊而引起的炎性变化。其主要临床特征为肩部疼痛，外展、外旋活动受限和局限性压痛。肩峰下滑囊位于三角肌近侧深面与喙肩弓及肩肱关节外侧面之间，而喙肱肌囊、三角肌下滑囊和肩峰下滑囊三者实际上是一个大滑膜囊。肩峰下滑液囊为人体最大的解剖滑液囊，具有滑利肩关节，减少磨损，使之不易劳损的作用。它能在肩峰外展时使大结节在肩峰下运动灵活，因此对肩关节的活动十分有利，故又称为肩峰下关节。肩峰下滑囊炎的病变多非原发，主要继发于其囊底结构的病理变化，即冈上肌腱的病变，尤其是冈上肌腱断裂最为常见，亦有肩部损伤所致者。肩部长期过多与不协调活动，使肩峰下滑囊受积累性挤压与摩擦，导致其充血、炎变，继而发生囊壁粘连等病理改变，限制了肩关节活动而发生本病。中医学认为由于肩关节不断地不协调活动，损伤经络，而致气血运行不畅，筋失所养，从而发生肩关节疼痛、活动受限，久则产生经筋粘连等病理改变，进而发生本病。因体虚劳损而风寒侵袭肩部，以致经气不利，筋失所养，不通则痛。本病属中医学"肩痹"范畴。

✳ 临床表现

在肩关节外侧肩峰下滑囊部有压痛，当三角肌主动收缩，上肢外展时，发生疼痛。有时因滑囊肿大，而引起肩部轮廓扩大，并可在三角肌前缘鼓出一个圆形肿块。疼痛、活动受限、局限性疼痛是肩峰下滑囊炎的主要症状。

（1）疼痛为逐渐增剧，夜间痛较显著，常痛醒，运动时疼痛加重，尤以外展和外旋时为甚，疼痛一般位于肩的深处并涉及三角肌的止点，亦可向肩胛部、颈、手等处放射。

（2）压痛点多在肩关节、肩峰下、大结节等处，常可随肱骨的旋转而移位。当滑囊肿胀和积液时，可引起肩部轮廓扩大，并在三角肌前缘形成一个隆起的圆形肿块。亦可在肩关节区域三角肌范围内出现压痛。为了减轻疼痛，患者常使肩处于内收和内旋位。随着滑膜增生、囊壁增厚、组织粘连，肩关节的活动度逐渐减少。晚期可见肩部肌肉萎缩。

✳ 按摩治病小窍诀

（1）㨰拿松筋：患者正坐位，术者站于其患侧，用小指、环指、中指背侧及掌指关节着力于肩部，以小指掌指关节背侧为支点，肘关节伸直，靠前臂的旋转及腕关节的屈伸，使产生的力作用于治疗部位上。先由病变远端或健侧逐渐向最疼痛部位接近，力量由轻到重，时间 5 ~ 8 分钟。亦可在肩部施以拿法约 3 分钟以放松局部肌肉。（图 2-58，图 2-59，图 2-60，图 2-61）

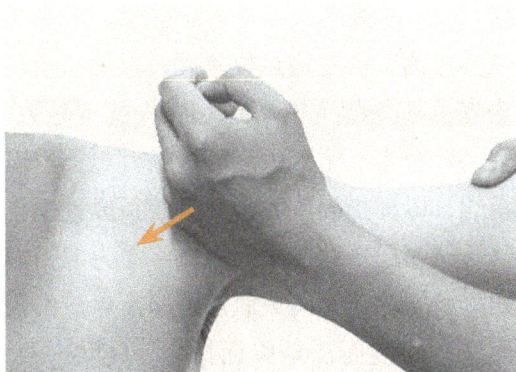
图 2-58　撩拿松筋 1

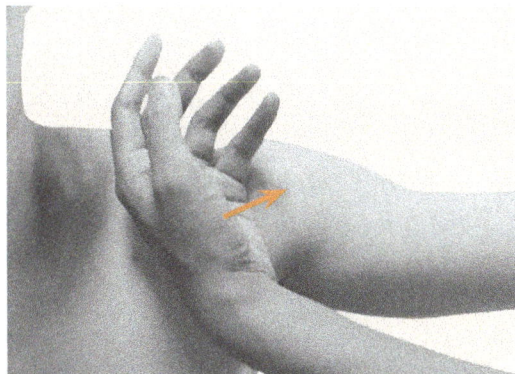
图 2-59　撩拿松筋 2

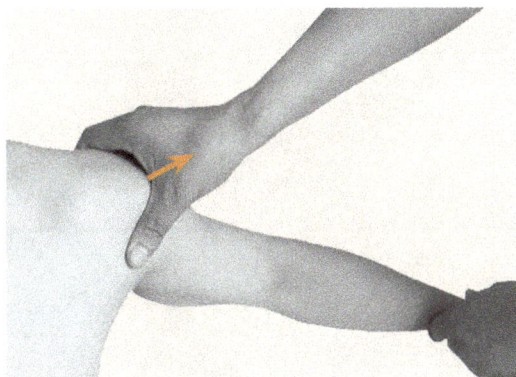
图 2-60　撩拿松筋 3

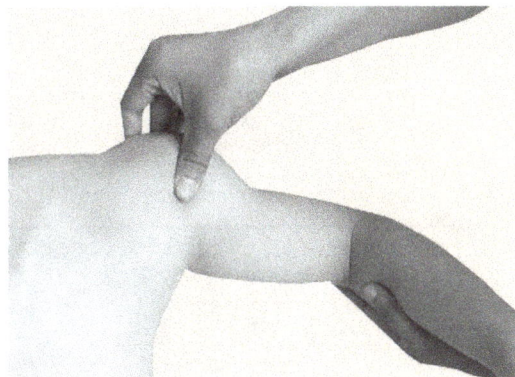
图 2-61　撩拿松筋 4

(2) 环揉肩关节：患者正坐位，术者站于其患侧，两手分别置于肩前和肩后，同时相对稍用力夹住肩部后，两手交替逆时针环揉肩关节，至局部透热为度。施术时两手需吸定于治疗部位，力度以患者觉舒适为宜。(图 2-62，图 2-63，图 2-64)

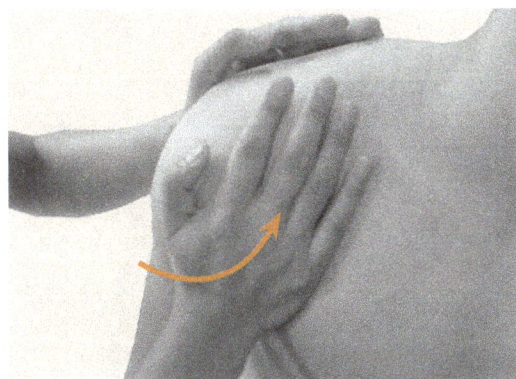
图 2-62　环揉肩关节 1

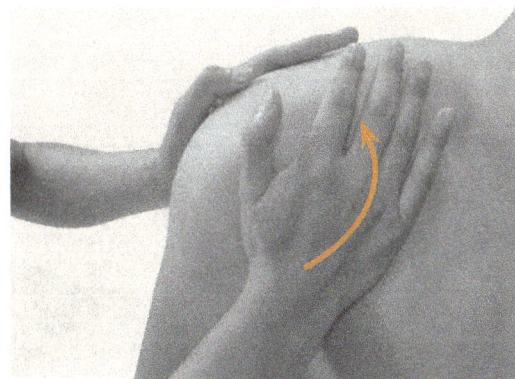
图 2-63　环揉肩关节 2

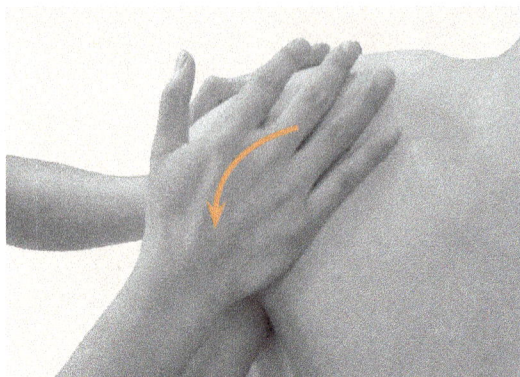
图 2-64　环揉肩关节 3

(3) 弹拨痛点：患者正坐位，术者站在其患侧，确定痛点位置后，以拇指指端垂直于肌肉走行方向弹拨痛点，约 5 分钟，力度以患者能耐受为度。施术时力集中于指端，以拇指端施力，其余四指放置于肢体另一侧起辅助支撑作用，将着力的指端插入肌筋缝隙之间或肌筋的起止点，由轻而重，由慢而快地弹而拨之。（图 2-65，图 2-66）

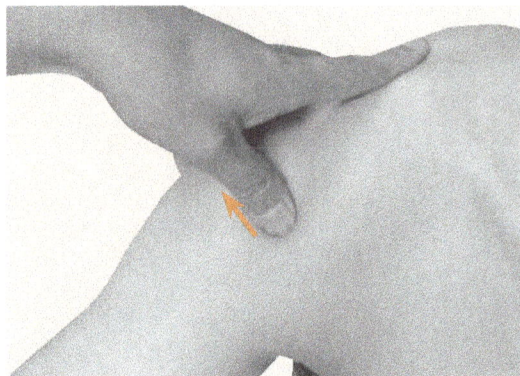
图 2-65　弹拨痛点 1

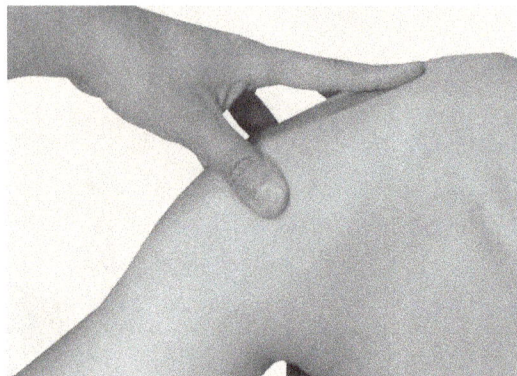
图 2-66　弹拨痛点 2

(4) 摇肩关节：患者正坐位或卧位，术者站于患者侧后方，用摇法在患侧肩关节上操作，注意在生理范围内施术，时间约 1 分钟。施术时术者一手托住患侧肘关节，另一手轻压在患侧肩关节上，使肩关节沿前下→前上→后上→后下的方向摇动。注意摇动的范围要逐渐加大。（图 2-67，图 2-68，图 2-69）

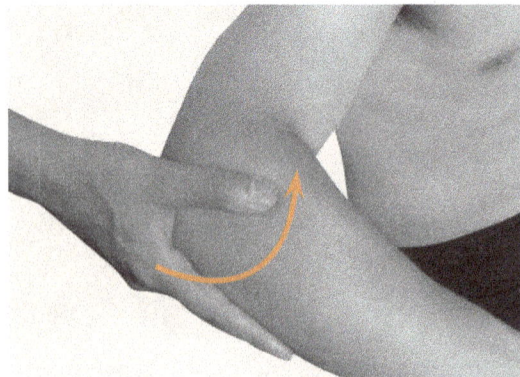
图 2-67　摇肩关节 1

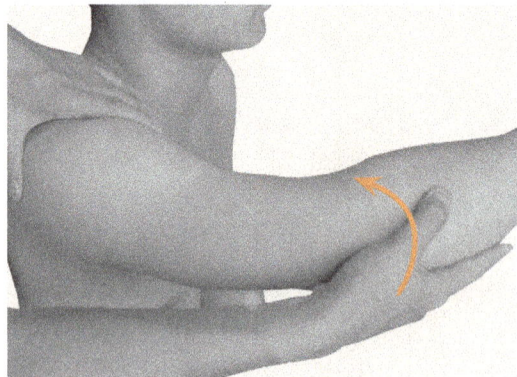
图 2-68　摇肩关节 2

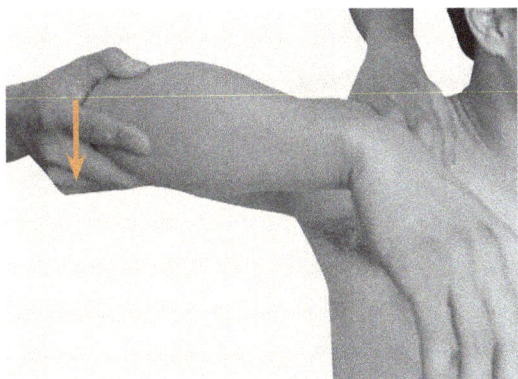

◆ 图 2-69　摇肩关节 3 ◆

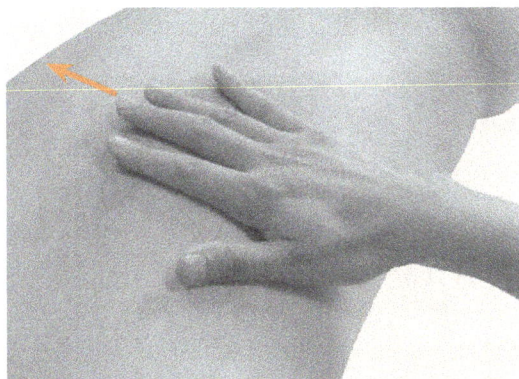

◆ 图 2-70　擦法温通 ◆

（5）擦法温通：患者正坐位，术者站于其身侧，以正红花油为润滑剂涂抹于患处，双手相对放在肩轴的两侧做掌擦法约 1 分钟，施术时以手掌着力，要做直线往返快速擦动，以局部透热为度，作用层次在皮肤及皮下。（图 2-70）

肩峰下滑囊炎在急性发作时，肿胀与疼痛明显，宜使上臂外展位置固定休息，同时用局部热敷与轻按摩疗法。本手法适用于亚急性期和慢性期。

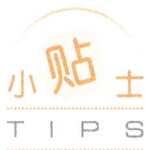

小贴士
TIPS

（1）制动：炎症急性期，用三角巾悬吊患肢于胸前 1～2 周有利于渗出吸收。

（2）手法治疗要轻柔和缓，时间不要过长，以免加重局部水肿。

（3）待急性炎症过后，做上臂前屈、后伸、外展、高举及环转活动，要循序渐进，不能操之过急。

（4）要注意患部保暖防寒。

菱形肌损伤

本症多因肩负重物，手持工具向前抛掷、举重，经常搬运重物，肩胛外旋位工作致使该肌积累性劳损。临床上小菱形肌损伤多于大菱形肌损伤，发病率女性多于男性。伤侧背部酸痛，肩臂无力，重者脱衣、咳嗽、深呼吸、骑自行车深感困难。时有胸部胀闷及心烦之感。

✳ 临床表现

(1) 该病在菱形肌急性损伤症状缓和很长一段时间后才发病（这也是腰背四肢各处因软组织粘连而引起的顽固性痛点的一个共同特征）。

(2) 急性发作时，在上背脊柱和肩胛骨缘之间都有一突出的痛点，有时局部肿胀，感到上背沉重，背上如负重物，严重者不能入睡，翻身困难。

(3) 走路时患侧肩部下降，患侧不敢持物和自由活动，以免加剧疼痛。

✳ 按摩治病小窍诀

(1) 擦揉肩背：患者正坐或俯卧位，术者站于其身侧，用擦法放松肩背部肌肉约8～10分钟。施术时用小指、环指、中指背侧及掌指关节着力于肩部，以小指掌指关节背侧为支点，肘关节伸直，靠前臂的旋转及腕关节的屈伸，使产生的力作用于治疗部位上。先由病变远端或健侧逐渐向最痛部位接近，力量由轻到重。（图2-71，图2-72，图2-73）

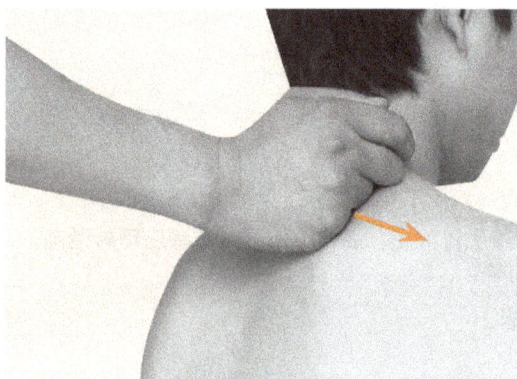

— ·•◦• 图2-71 擦揉肩背1 ·•◦• —

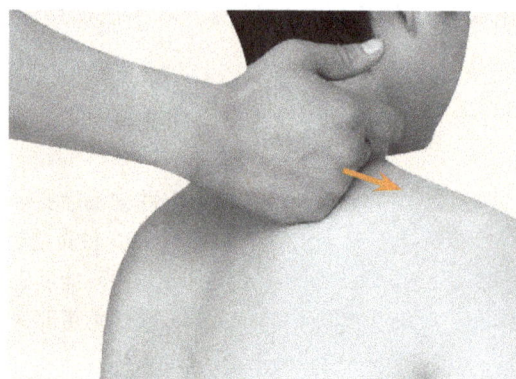

— ·•◦• 图2-72 擦揉肩背2 ·•◦• —

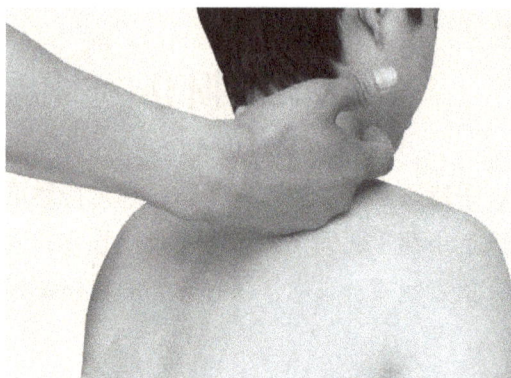

— ·•◦• 图2-73 擦揉肩背3 ·•◦• —

（2）弹拨痛点：患者正坐或俯卧位，术者站于其身侧，垂直于肌肉走行方向弹拨肩背痛点，每个痛点弹拨约 5 分钟，力度以患者能耐受为度。施术时力集中于指端，以拇指端施力，其余四指放置于肢体另一侧起辅助支撑作用，将着力的指端插入肌筋缝隙之间或肌筋的起止点，由轻而重，由慢而快地弹而拨之（图 2-74）。

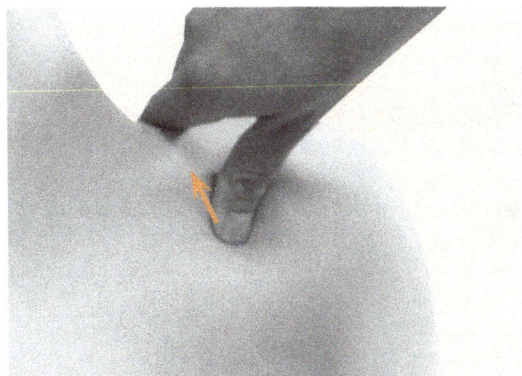

→●◆ 图 2-74　弹拨痛点 1 ◆●→

（3）摇肩关节：患者正坐位或卧位，术者站于患者侧后方，用摇法在患侧肩关节上操作，注意在生理范围内施术，时间约 1 分钟。施术时术者一手托住患侧肘关节，另一手轻压在患侧肩关节上，使肩关节沿前下→前上→后上→后下的方向摇动。注意摇动的范围要逐渐加大。（图 2-75，图 2-76，图 2-77）

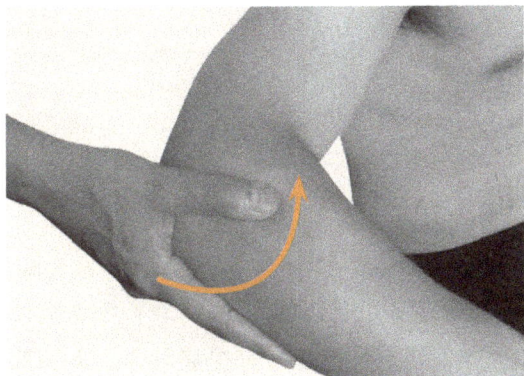

→●◆ 图 2-75　摇肩关节 1 ◆●→

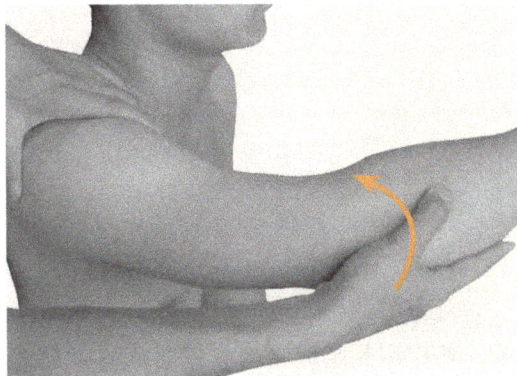

→●◆ 图 2-76　摇肩关节 2 ◆●→

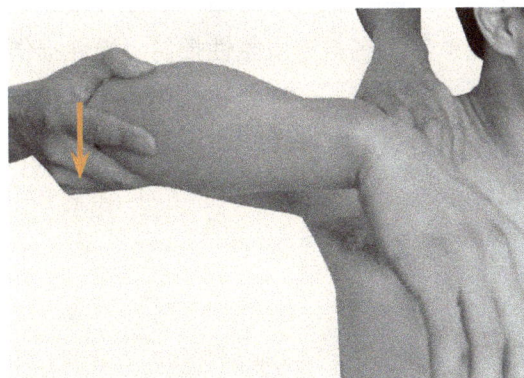

→●◆ 图 2-77　摇肩关节 3 ◆●→

（4）抖手臂：患者正坐位，术者站于其患侧，双手握住患者的手指并使肩关节外展，先牵引，在牵引的情况下，做连续、小幅度、均匀、快速的上下抖动并使肩关节抖动的幅度最大，在抖动的过程中，可以瞬间加大抖动幅度 3～5 次，但只加大抖动的幅度，不加大牵引力。（图 2-78，图 2-79）

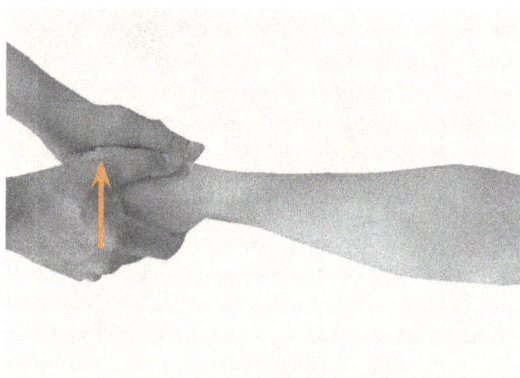

图 2-78 抖手臂 1

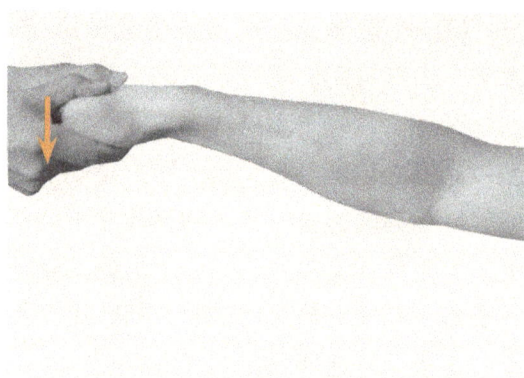

图 2-79 抖手臂 2

(1) 避免生活中长时间保持某单一姿势如伏案久坐，应在工作半小时后就休息五分钟。

(2) 局部保暖，避免受风寒。

(3) 加强功能锻炼，可多做扩胸展背运动。

斜 方 肌 损 伤

斜方肌起自枕骨结节外侧、项韧带和全部胸椎棘突，止于肩胛冈、肩峰和锁骨肩峰部。其作用是全部肌肉收缩时使肩胛靠近脊柱，上部斜方肌收缩时有提肩动作，斜方肌下部收缩时可使肩部下降。如果肩胛骨固定，一侧斜方肌收缩可使头后仰并稍旋向对侧，两侧同时收缩可使头后仰。斜方肌损伤多发生在上部。急性损伤者可由一次性挥鞭样损伤造成，如急刹车、摔伤、碰撞等都可引起。落枕患者多有斜方肌急性损伤。慢性损伤者起病缓慢．可由长期肩扛重物而使斜方肌遭受牵拉而发病。多次急性损伤、伏案工作以及感受风寒等也都是慢性损伤的原因或诱因。中医学认为本病多因摄生不慎，复感风寒湿邪，邪气留着于肩背部所致，属"痹证"范畴。

✳ 临床表现

(1) 肩背部酸痛，疼痛向患侧上肢桡侧放散。

(2) 耸肩低头与颈部侧屈以及旋转活动受限。

(3) 重者可有头晕、失眠、耳鸣、视物模糊及心烦。

❋ 按摩治病小窍诀

（1）捏拿颈项肌：患者正坐位，术者站在患者的侧后方，在颈项部施以拿法约3分钟。施术时一手扶住患者的头部，另一手的拇指与其余四指对合呈钳形，施以夹力，在颈部做广泛且深透的拿法，拿时自上而下，放松颈部肌肉。在做拿法时，前臂放松，手掌空虚，捏拿的方向要与肌腹垂直，动作要连贯，用力由轻到重，不可突然用力，应以掌指关节运动为主捏拿肌腹，指间关节不动。（图2-80，图2-81）

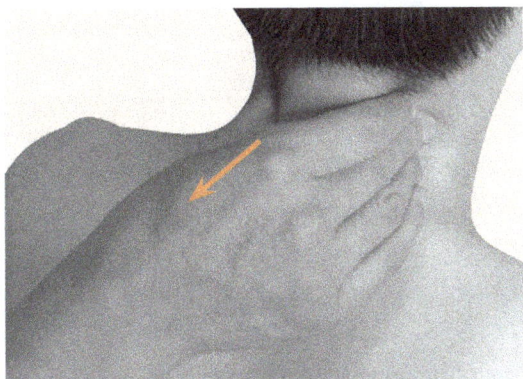

图 2-80　捏拿颈项肌 1

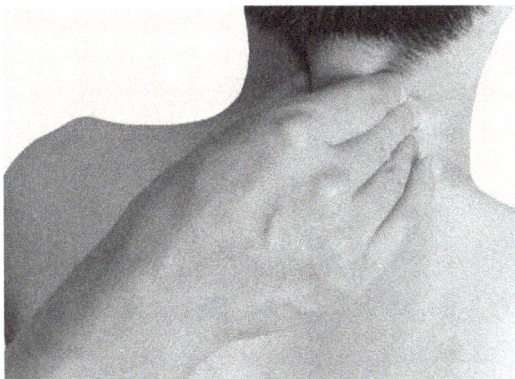

图 2-81　捏拿颈项肌 2

（2）点按风池：患者正坐位，术者站于患者侧后方，以一手扶患者前额，另一手拇指点按风池穴约1分钟。施术时以拇指指端着力，持续按压人体的穴位，即为点法，也称点穴。在点穴时配合瞬间加大力度点按人体的穴位，即为点按。注意施术时手指应用力保持一定姿势，避免在点的过程中出现手指过伸或过屈，造成损伤。（图2-82）

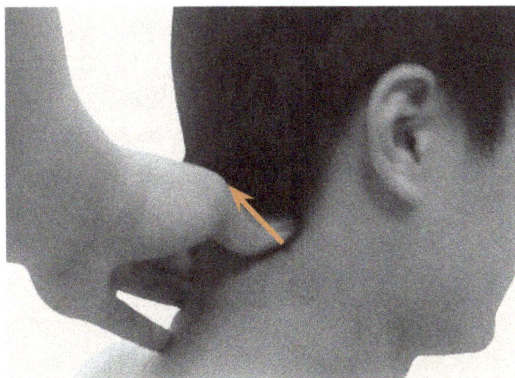

图 2-82　点按风池

（3）弹拨颈项部痛点：患者正坐位，术者站在患者的侧后方，以一手固定患者前额，另一手的拇指罗纹面弹拨颈部痛点及痛性结节，约3分钟。弹拨法施术时以拇指罗纹面按于施治部位上，以上肢带动拇指，垂直于肌腱、肌腹、条索往返用力推动，先按后拨，掌指关节及指间关节不动，拇指应做对掌运动，随后反复弹拨颈项后、枕部肌肉数分钟，以缓解肌肉痉挛，促进局部血液循环，减轻疼痛。（图2-83，图2-84）

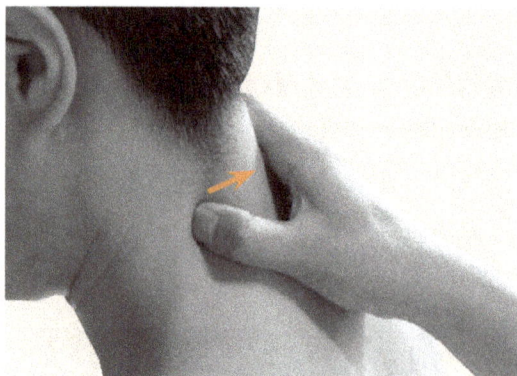

图 2-83 弹拨颈项部痛点 1

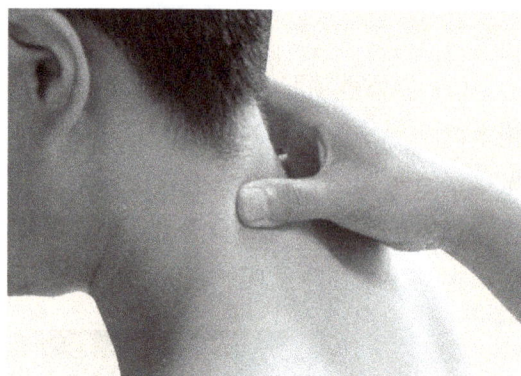

图 2-84 弹拨颈项部痛点 2

（4）拿肩井：患者取坐位，术者立于其后，拿肩井 10 次，力度以患者能耐受为度。施术时一手的拇指与其余四指对合呈钳形，施以夹力，在施治部位做广泛且深透的拿法，拿时自上而下，放松肌肉。在做拿法时，前臂放松，手掌空虚，捏拿的方向要与肌腹垂直，动作要连贯，用力由轻到重，不可突然用力，应以掌指关节运动为主捏拿肌腹，指间关节不动。（图 2-85，图 2-86，图 2-87）

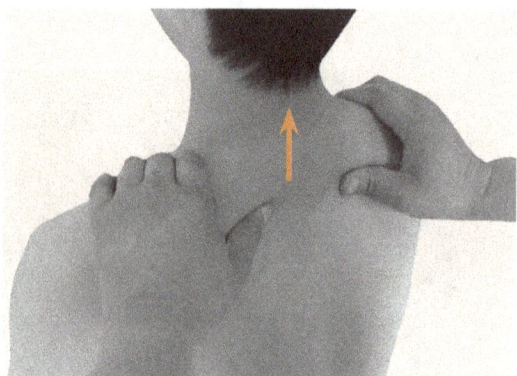

图 2-85 拿肩井 1

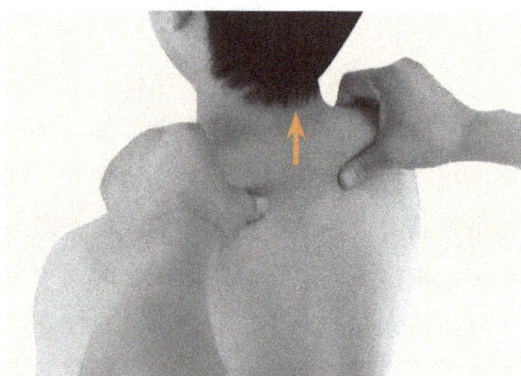

图 2-86 拿肩井 2

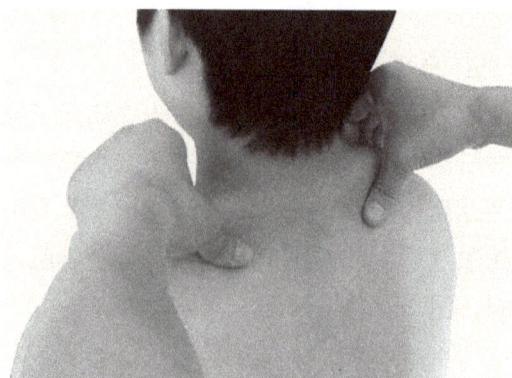

图 2-87 拿肩井 3

（5）擦揉肩背：患者正坐或俯卧位，术者站于其身侧，用擦法放松肩背部肌肉约 8～10 分钟。施术时用小指、环指、中指背侧及掌指关节着力于肩部，以小指掌指关节背侧为支点，肘关节伸直，靠前臂的旋转及腕关节的屈伸，使产生的力作用于治疗部位上。先由病变远端或健侧逐渐向最痛部位接近，力量由轻到重。（图2-88，图2-89，图2-90）

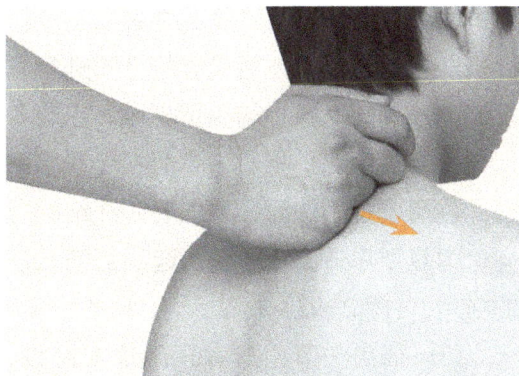

图 2-88 擦揉肩背 1

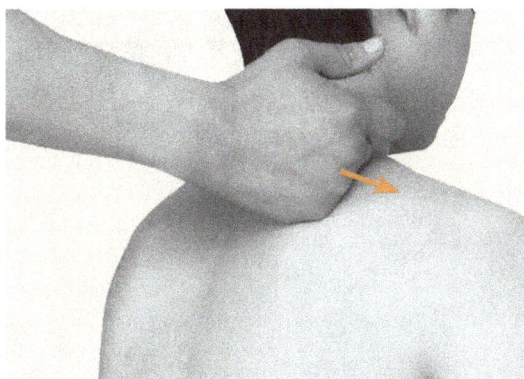

图 2-89 擦揉肩背 2

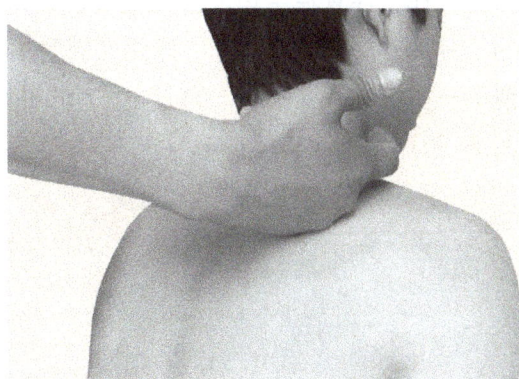

图 2-90 擦揉肩背 3

（6）弹拨肩背部痛点：患者正坐或俯卧位，术者站于其身侧，垂直于肌肉走行方向弹拨肩背痛点，约 3～5 分钟，力度以患者能耐受为度。施术时力集中于指端，以拇指端施力，其余四指放置于肢体另一侧起辅助支撑作用，将着力的指端插入肌筋缝隙之间或肌筋的起止点，由轻而重，由慢而快地弹而拨之。（图2-91，图2-92）

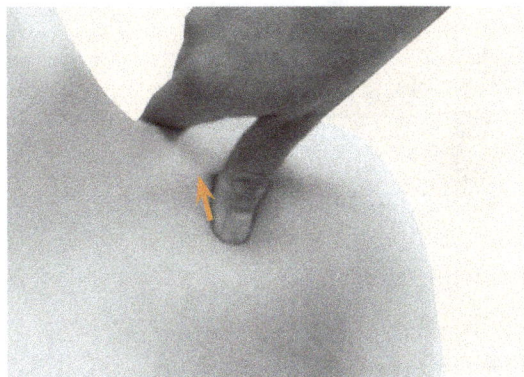

图 2-91 弹拨肩背部痛点 1

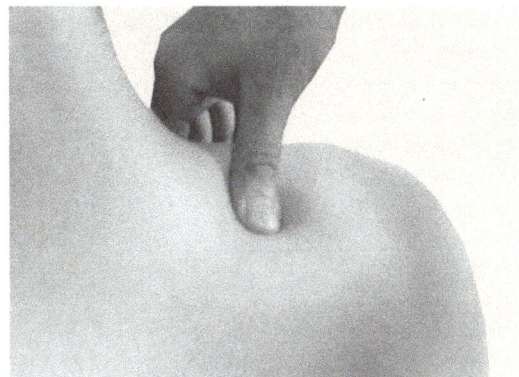

图 2-92 弹拨肩背部痛点 2

（7）拿捏斜方肌肌腹：患者正坐或俯卧位，术者沿着斜方肌肌腹的方向进行拿捏。拿捏颈部时拇指与四指相对，在肩背部拇指与其余四指相对，拿而捏起谓之拿捏。施用拿捏手法时，要顺着肌纤维的方向，力量要渗透。该手法可起到舒筋松筋的作用。（图2-93）

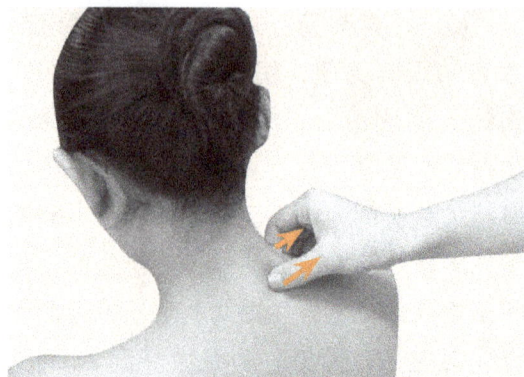

◆ 图2-93　拿捏斜方肌肌腹 ▶

（8）摇肩关节：患者正坐位或卧位，术者站于患者侧后方，用摇法在患侧肩关节上操作，注意在生理范围内施术，时间约1分钟。施术时术者一手托住患侧肘关节，另一手轻压在患侧肩关节上，使肩关节沿前下→前上→后上→后下的方向摇动。注意摇动的范围要逐渐加大。（图2-94，图2-95，图2-96）

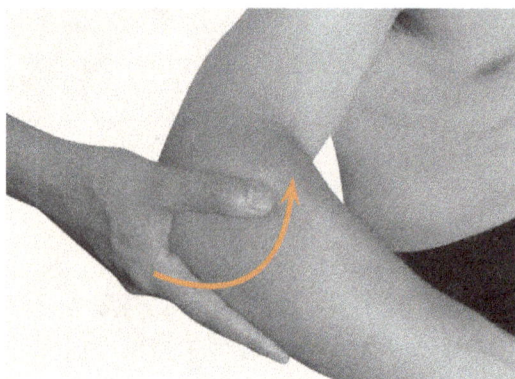

◆ 图2-94　摇肩关节1 ▶

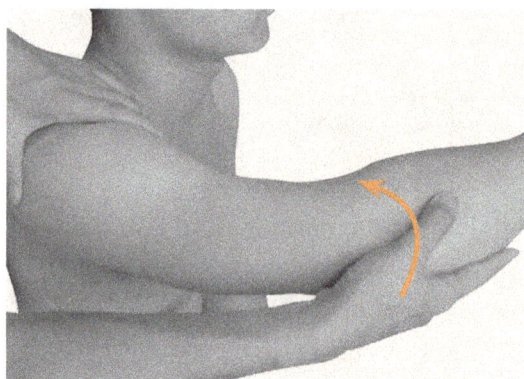

◆ 图2-95　摇肩关节2 ▶

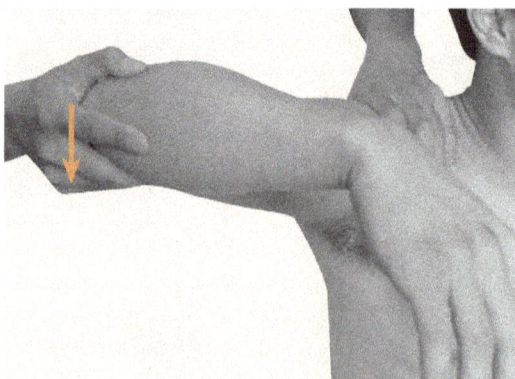

◆ 图2-96　摇肩关节3 ▶

小贴士 TIPS

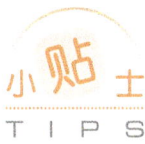

　　（1）急性发作期或初次发作的患者应卧床休息，卧床休息可减少颈椎负重及其周围组织的张力，使神经受压和反应性水肿减轻，从而加速症状的缓解。由于颈椎病患者下肢多不受影响而走动自如，以至患者甚至医生常常忽视休息问题，故强调此点甚为重要。

　　（2）冬季注意给颈部保暖。

肩　周　炎

　　肩关节周围炎简称肩周炎，中医学称"五十肩"、"凝肩"、"冻结肩"、"漏肩风"等，是肩关节周围肌肉、韧带、肌腱、滑囊、关节囊等软组织发生的一种范围较广的慢性无菌性炎症反应。临床以长期肩痛、肩关节活动障碍为特征。多因冈上肌肌膜炎、肱二头肌肌腱炎、肩峰下滑囊炎、创伤等造成肩部长期固定不动、内分泌紊乱、慢性劳损等而继发。由于肩部肌腱、肌肉、关节囊、滑囊、韧带充血水肿，炎性细胞浸润，组织液渗出而形成瘢痕，造成肩周组织挛缩，肩关节滑膜、关节软骨间粘连，肩周组织广泛性粘连，进一步造成关节活动严重受限。本病好发于 50 岁左右的女性右肩，有自愈的倾向，预后良好，但痊愈后可再复发。中医学认为本病属"痹证"范畴，年老体衰，气血虚损，筋失涵养，风寒湿邪侵袭肩部，经脉拘急，是本病发生的主要原因。

✳ 临床表现

　　多数病例呈慢性发病，隐匿进行，常因上举外展动作引起疼痛始被注意，亦有疼痛较甚、进展较快者，个别病例有外伤史。主要症状为肩周围疼痛，肩关节活动受限或僵硬。疼痛可为钝痛、刀割样痛，夜间加重，甚至痛醒，可放射至前臂或手、颈、背部，亦可因运动加重。检查时局部压痛点有时在肩峰下滑囊、肱二头肌长头肌腱、喙突、冈上肌附着点等，但常见肩部广泛压痛而无局限性压痛点。肩关节各方向活动受限，但以外展、外旋、后伸障碍最显著，如不能梳理头发、穿衣服等。若肩周软组织间发生广泛性粘连，则肩部所有活动均受到限制。此时用一手触摸肩胛下角，一手将患肩外展，可感到肩胛骨随之向外上转动。病程较长者，可见肩胛带肌萎缩，尤以三角肌萎缩明显。此病进展到数月至 2 年后，疼痛逐渐消失，肩部活动恢复。根据不同病理过程，可将本病分为急性期、粘连期、缓解期。

❈ 按摩治病小窍诀

（1）掖拿松筋：患者正坐位，术者站于其患侧，用小指、环指、中指背侧及掌指关节着力于肩部，以小指掌指关节背侧为支点，肘关节伸直，靠前臂的旋转及腕关节的屈伸，使产生的力作用于治疗部位上。先由病变远端或健侧逐渐向最疼痛部位接近，力量由轻到重，时间 5～8 分钟。亦可在肩部施以拿法约 3 分钟以放松局部肌肉。（图 2-97，图 2-98，图 2-99，图 2-100）

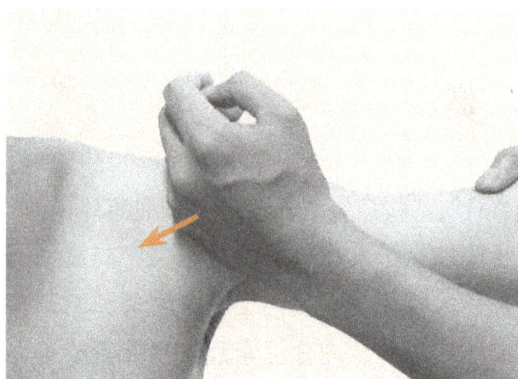

图 2-97 掖拿松筋 1

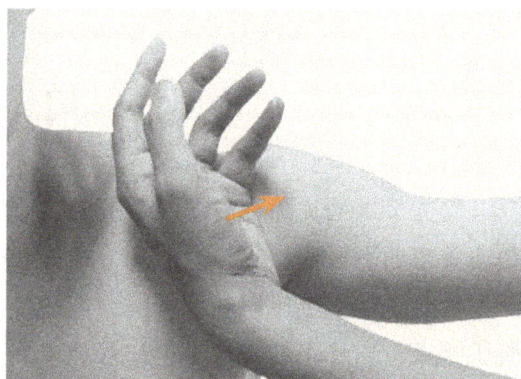

图 2-98 掖拿松筋 2

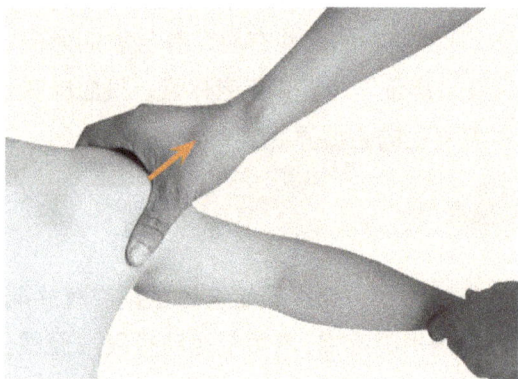

图 2-99 掖拿松筋 3

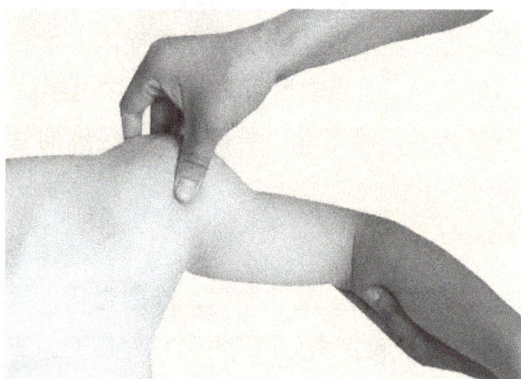

图 2-100 掖拿松筋 4

（2）弹拨痛点：患者正坐位，术者站在其患侧，确定痛点位置后，以拇指指端垂直于肌肉走行方向弹拨痛点，约 3～5 分钟，力度以患者能耐受为度。施术时力集中于指端，以拇指端施力，其余四指放置于肢体另一侧起辅助支撑作用，将着力的指端插入肌筋缝隙之间或肌筋的起止点，由轻而重，由慢而快地弹而拨之。（图 2-101，图 2-102）

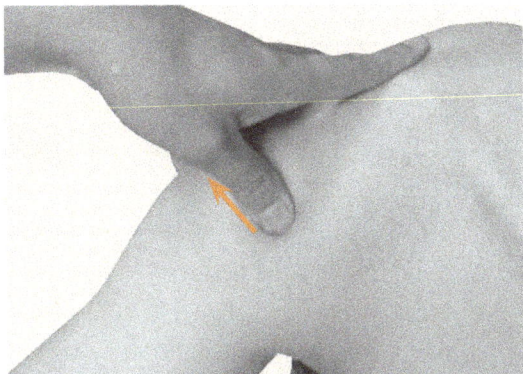

—◄● 图 2-101 弹拨痛点 1 ●►—

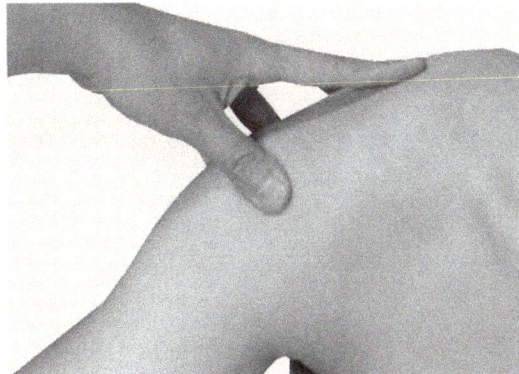

—◄● 图 2-102 弹拨痛点 2 ●►—

（3）摇肩关节：患者正坐位或卧位，术者站于患者侧后方，用摇法在患侧肩关节上操作，注意在生理范围内施术，时间约 1 分钟。施术时术者一手托住患侧肘关节，另一手轻压在患侧肩关节上，使肩关节沿前下→前上→后上→后下的方向摇动。注意摇动的范围要逐渐加大。（图 2-103，图 2-104，图 2-105）

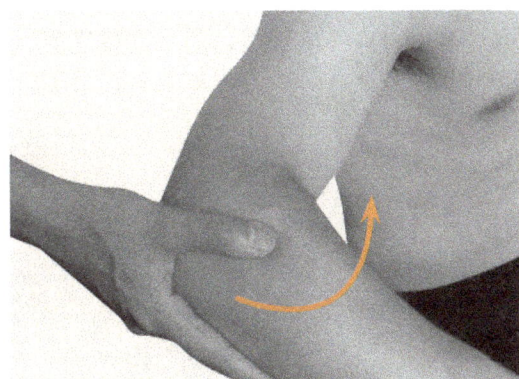

—◄● 图 2-103 摇肩关节 1 ●►—

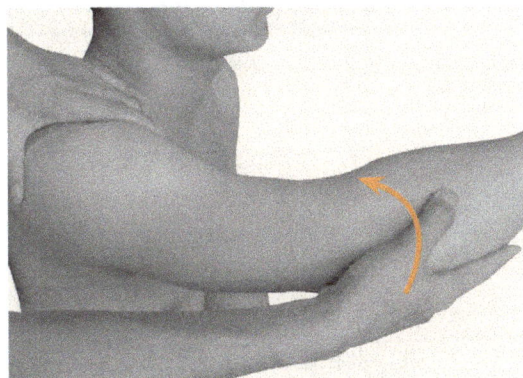

—◄● 图 2-104 摇肩关节 2 ●►—

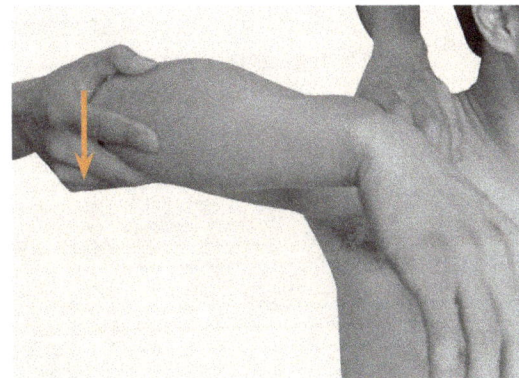

—◄● 图 2-105 摇肩关节 3 ●►—

（4）抖肩关节：患者正坐位，术者站于其患侧，双手握住患者的手指并使肩关节外展，先牵引，在牵引的情况下，做连续、小幅度、均匀、快速的上下抖动并使肩关节抖动的幅度最大，在抖动的过程中，可以瞬间加大抖动幅度 3～5 次，但只加大抖动的幅度，不加大牵引力。（图 2-106，图 2-107）

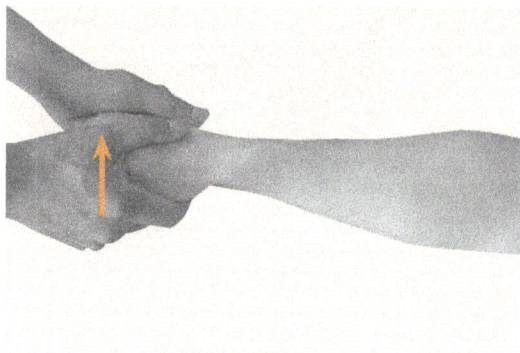

图 2-106　抖肩关节 1

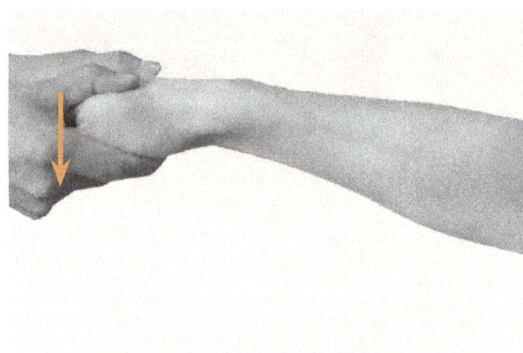

图 2-107　抖肩关节 2

（5）环揉肩关节：患者正坐位，术者站于其患侧，两手分别置于肩前和肩后，同时相对稍用力夹住肩部后，两手交替逆时针环揉肩关节，至局部透热为度。施术时两手需吸定于治疗部位，力度以患者觉舒适为宜。（图 2-108，图 2-109，图 2-110）

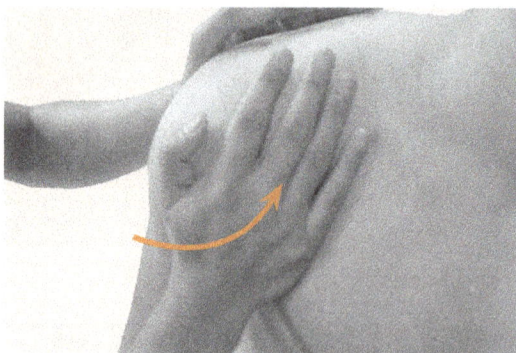

图 2-108　环揉肩关节 1

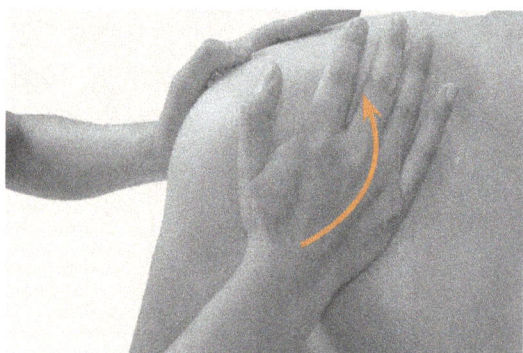

图 2-109　环揉肩关节 2

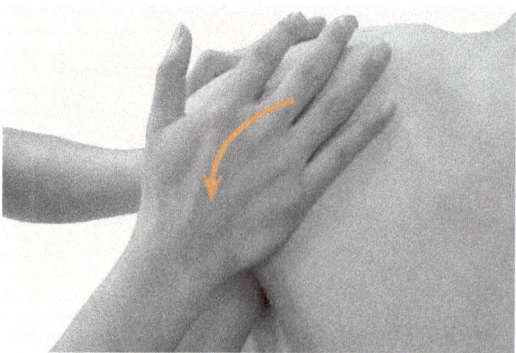

图 2-110　环揉肩关节 3

（1）注意保暖，避免受凉；肩关节加强功能锻炼，如练习爬墙摸高等，防止粘连加重。

（2）功能锻炼的原则是：程度由轻到重，范围从小到大，循序渐进，贵在坚持。常用的方法有：高举爬墙法，摸头整容法，侧腰划圈法，后伸坐椅法。

（3）治疗期间要坚持功能锻炼，以利于肩功能的恢复，并要防寒保暖，肩部避免受外伤，以防新的损伤造成出血或粘连，不利于恢复。

小贴士
TIPS

第三章

胸部疾病按摩

肋 软 骨 炎

肋软骨炎是指肋软骨非化脓性炎症，引起局部肿胀，疼痛等一系列临床症状。好发于 20～30 岁女性，多发于第 2 至第 5 肋间隙。本病属中医胸胁骨痹范畴。

✳✳ 临床表现

(1) 局部肿胀疼痛，压痛明显。

(2) 急性损伤者，胸闷，胸前疼痛，不敢深呼吸，上肢活动，咳嗽时会加重；慢性损伤者，胸前酸痛或钝痛，多因呼吸道感染，情绪变化或天气变化而诱发。

(3) 胸廓挤压试验阳性。

(4) X 线检查无异常改变。

✳✳ 按摩治病小窍诀

(1) 大鱼际揉法：患者俯卧位，术者站于其身侧，用大鱼际揉法作用于胸胁疼痛处，约 5～10 分钟。

(2) 按揉穴位：患者俯卧位，术者站于其身侧，用大拇指指腹依次按揉天鼎、中府、天突、缺盆、膻中、内关、支沟、足三里等穴位，以酸胀为度，每穴约 1～2 分钟。（图 3-1，图 3-2，图 3-3，图 3-4）

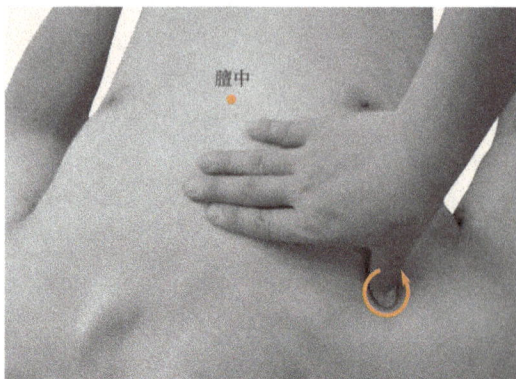

— ◄❖► 图 3-1 按揉中府、膻中 ◄❖► —

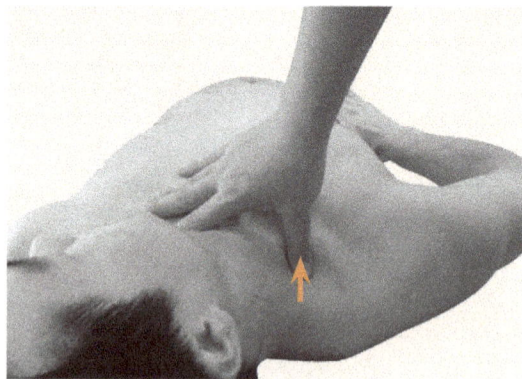

— ◄❖► 图 3-2 按揉缺盆 ◄❖► —

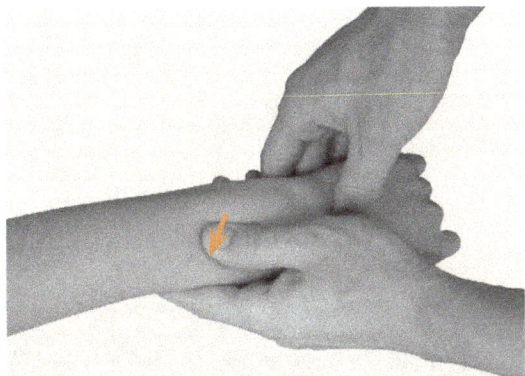

图 3-3　按揉支沟

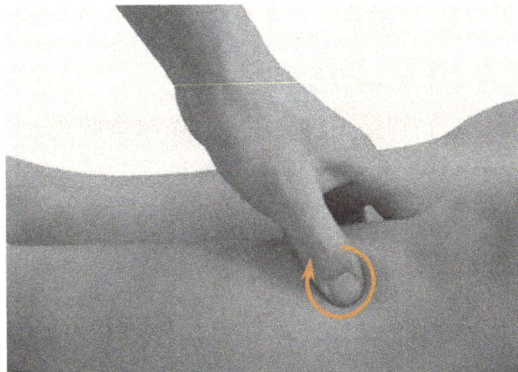

图 3-4　按揉足三里

（3）掌擦法：患者俯卧位，术者站于其身侧，以手掌置于胸胁疼痛处，由头向足作横向擦动，以局部透热为度。

（4）按压法：患者俯卧位，术者站于其身侧，嘱患者张口呼吸，术者双手掌交叠置于胸胁疼痛处，配合患者有节律的呼吸运动轻轻按压患处，约 1 分钟（图 3-5）。

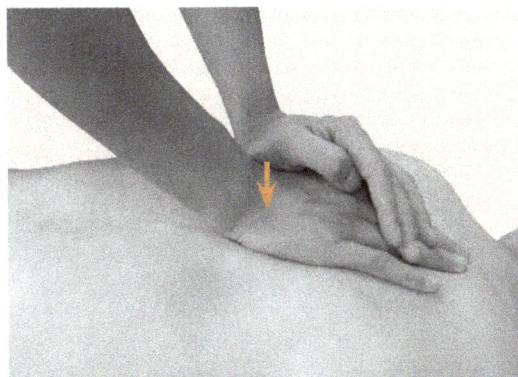

图 3-5　按压法

小贴士
TIPS

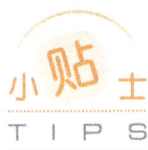

治疗期间注意休息；注意保暖，防止受凉。

岔　气

　　岔气又称胸部屏伤，是指胸壁软组织在呼吸道及外力的作用下，引起的胸部板紧掣痛，胸闷不舒的一种病症，多见于重体力劳动者。

✳ 临床表现

(1) 有明显外伤史。

(2) 胸壁无明显压痛，咳嗽或呼吸时疼痛加重。

(3) X 线检查无异常改变。

✳ 按摩治病小窍诀

(1) 掌揉法：患者仰卧位，术者站于其身侧，用手掌着力，反复按揉胸部受伤处，约 5～10 分钟。

(2) 按揉穴位：患者仰卧位，术者站于其身侧，用大拇指指腹依次按揉天鼎、中府、缺盆、膻中、章门、期门、日月、阳陵泉等穴位，以酸胀为度，每穴约 1～2 分钟。（图 3-6，图 3-7，图 3-8）

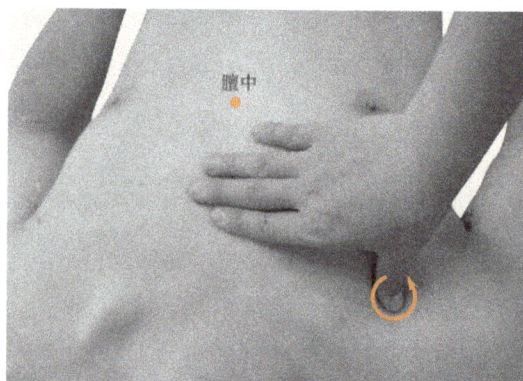

▸◂ 图 3-6 按揉中府、膻中 ◂◂

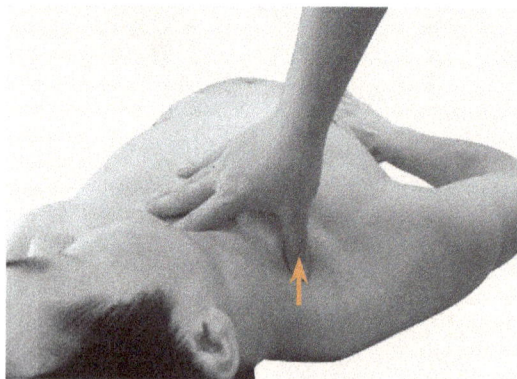

▸◂ 图 3-7 按揉缺盆 ◂◂

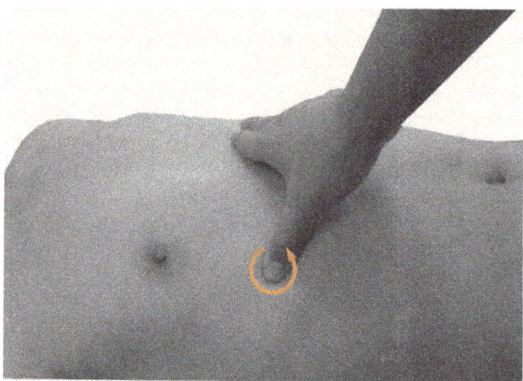

▸◂ 图 3-8 按揉期门、日月 ◂◂

(3) 分推法：患者俯卧位，术者站于床头，双手掌呈八字形分开着力，自患者脊柱中线向两侧胁肋间隙作八字形分推，约 2～3 分钟。（图 3-9）

(4) 胸椎对抗复位法：患者坐位，双手指交叉扣住，置于项部。术者立其背后，双手分别握住患者两肘部，用以膝盖抵住患者背部，嘱患者自行俯仰，并配合作深呼吸运动，同时术者用两手将患者两肘向后扳动，膝部向前抵顶。（图 3-10）

(5) 叩击法：患者坐位，术者立其侧前方，术者一手从前向后插入患者腋下，用力将患者肩部提起，提起后嘱患者吸足气，同时用另一手掌自上而下叩击患者胸胁部 2～3 次。

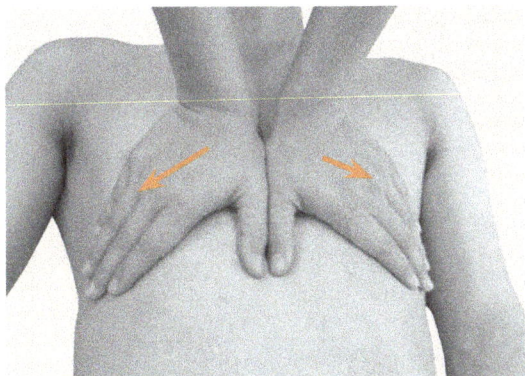

图 3-9 分推法

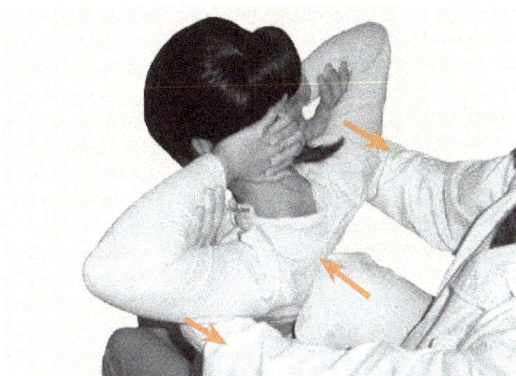

图 3-10 胸椎对抗复位法

(6) 搓法：患者坐位，术者立其背后，用双手掌着力对称地分置于患者两胁部，作相反方向的来回搓动，约 3 ～ 5 分钟。

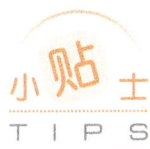

小贴士
TIPS

注意休息，避免负重。

胸壁扭挫伤

胸壁扭挫伤包括胸壁的扭伤和挫伤，是指胸壁软组织受到外界暴力作用或活动时用力不当时所造成的软组织的损伤。大多发生在劳动和运动中。

✲ 临床表现

(1) 局部皮下可有淤血肿胀，压痛明显。

(2) 深呼吸或咳嗽时疼痛加重，疼痛多为刺痛，可向肋间神经放射。

(3) 胸廓挤压试验阴性。

(4) X 线检查无异常改变。

✲ 按摩治病小窍诀

(1) 大鱼际揉法：患者坐位，术者站于其身侧，一手提起伤侧上肢呈抬举姿势，另一手用大鱼际揉法作用于胸壁挫伤处，约 5 ～ 10 分钟。

（2）按揉穴位：患者坐位，术者站于其身侧，按揉膻中、支沟、内关（图 3-11）、外关、合谷等穴，以酸胀为度。

（3）分推法：患者坐位，术者站于其后，双手掌分别置于两侧肋间隙，配合患者呼吸，由后向前同时分推至锁骨中线，从上胸段开始推至腰部，约 3 ～ 5 分钟。

（4）掌摩法：患者仰卧位，术者站于其身侧，用手掌摩法摩患部，以局部透热为度。（图 3-12）

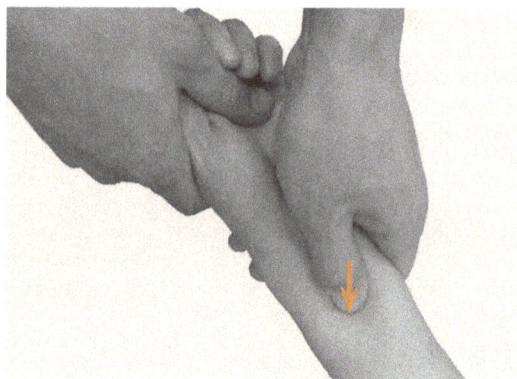

图 3-11　按揉内关

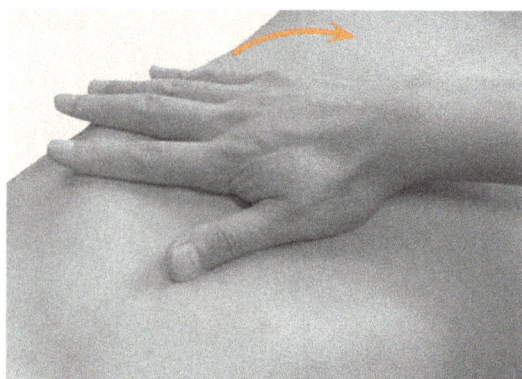

图 3-12　掌摩法

小贴士 TIPS

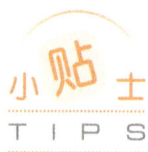

注意休息，避免受凉。

冠 心 病

冠心病，是冠状动脉性心脏病的简称，也称为缺血性心脏病，是指冠状动脉粥样硬化所导致冠状循环改变，引起冠状动脉血流和心肌需求之间不平衡而致的心肌损害。主要与年龄、吸烟、高血压史和高血脂症有关。本病多发生在 40 岁以上的人，男性多于女性，以脑力劳动者为多，在我国近年来有增加的趋势。中医将此病归于"胸痹"、"胸痛"、"真心痛"等范畴。

✳️ 临床表现

(1) 胸骨后有阵发性疼痛，疼痛可放射到左肩、左臂、左颈部等。有时伴有四肢厥冷、气短、发绀等。

(2) 常因劳累，情绪激动，饱食，受寒等因素而诱发。

(3) 发作时心电图有明显的缺血表现。

✳️ 按摩治病小窍诀

按摩治疗手法主要适用于冠心病的非急性发作期。

(1) 点按内关：患者仰卧位，术者站于其身侧，用双手拇指分别按压患者双侧内关穴，时间约 1～2 分钟。（图 3-13）

(2) 掌推法：患者仰卧位，术者站于其身侧，术者用一手手掌自胸上部，经肩前至上肢内侧做推法，约 4～5 分钟。（图 3-14）

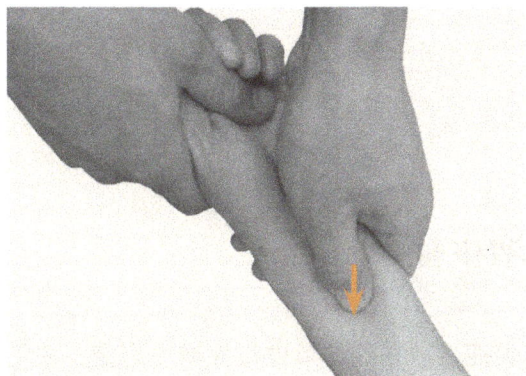
图 3-13 点按内关

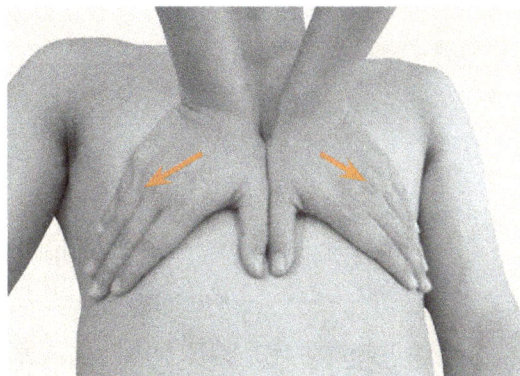
图 3-14 掌推法

(3) 大鱼际揉法：患者仰卧位，术者站于其身侧，用大鱼际在心前区作轻柔的揉动，约 4～5 分钟。（图 3-15）

(4) 掌根揉法：患者俯卧位，术者站于其身侧，用一手的掌根置于背部，其五指微张开，稍向上翘起，以腕关节运动带动掌根及其皮下组织一起揉动，以痛点为中心，范围呈环形逐渐向外移动。时间为 5～6 分钟。（图 3-16）

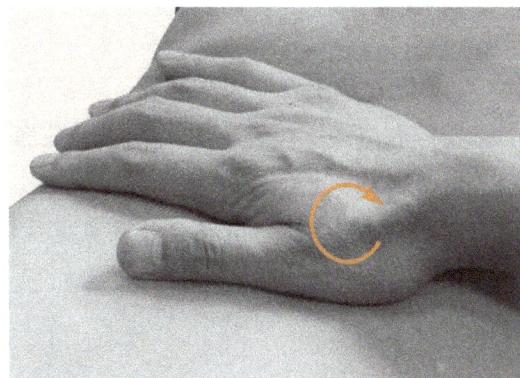
图 3-15 大鱼际揉法

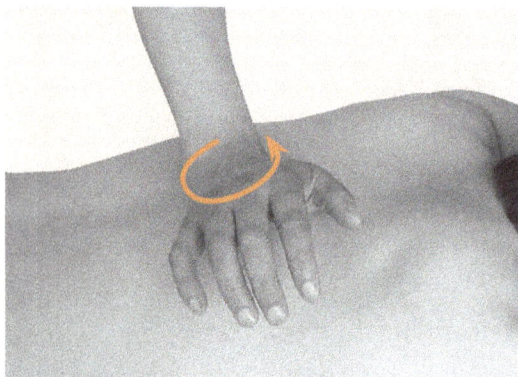

图 3-16 掌根揉法

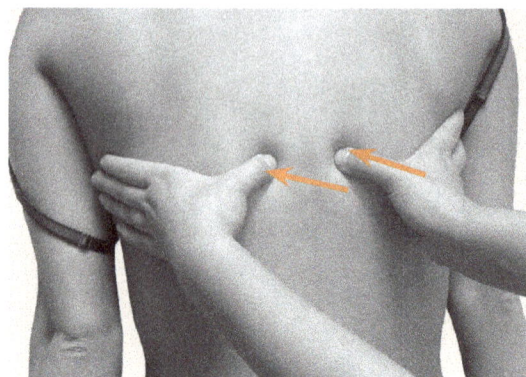

图 3-17 点按膈俞

（5）点按穴位：患者俯卧位，术者站于其身侧，用大拇指指腹依次点按心俞、神堂、膈俞（图 3-17）、至阳等穴位，以酸胀为度，每穴约 1 ~ 2 分钟。

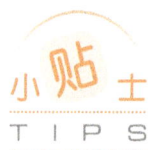

小贴士 TIPS

注意保暖，避免受凉。

乳腺小叶增生症

乳腺小叶增生症是指乳腺小叶实质发生非炎症性散在的结节样良性增生病变。多见于中年妇女。本病在中医学中相当于"乳癖"范畴。

❊ 临床表现

（1）乳房部出现胀痛或刺痛，可累及一侧或两侧乳房，以一侧偏重多见。

（2）乳房肿块可发于单侧或双侧乳房内，单个或多个，好发于乳房外上象限，亦可见于其他象限。

（3）少数患者出现乳头溢液。兼见月经不调，伴有痛经。

（4）生气、精神紧张以及劳累后加重。

❊ 按摩治病小窍诀

（1）指摩法：患者仰卧位，术者站于其身侧，用示、中、环指面附于乳房胀满疼痛处，以腕关节为中心，连同掌指作节律性环形运动。

(2) 点揉穴位：患者仰卧位，术者站于其身侧，用大拇指指腹依次点揉乳根、膻中、章门、期门、中脘、天枢、气海、中极、曲池、合谷、内关、足三里、三阴交、太冲等穴位，以酸胀为度，每穴约 1 ～ 2 分钟。(图 3-18，图 3-19，图 3-20，图 3-21，图 3-22，图 3-23，图 3-24)

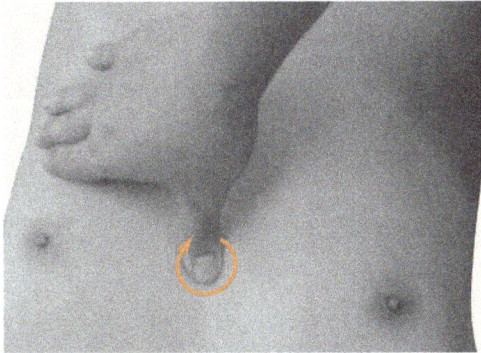

图 3-18　点揉膻中

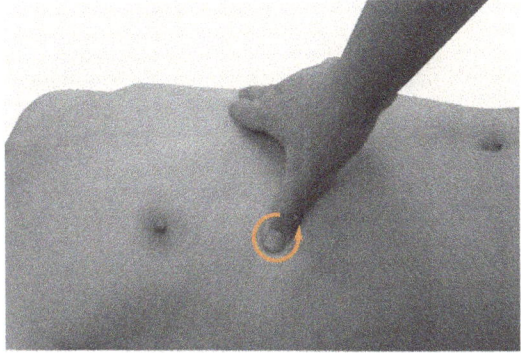

图 3-19　点揉期门

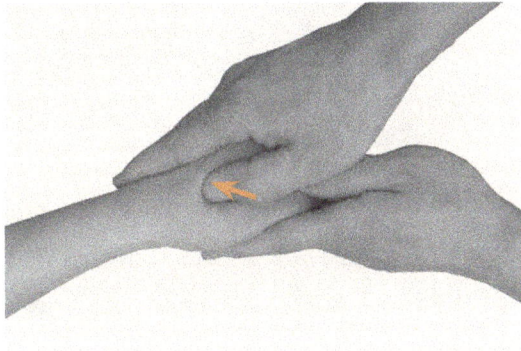

图 3-20　点揉合谷

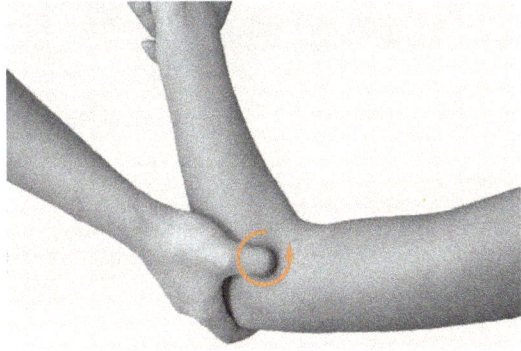

图 3-21　点揉曲池

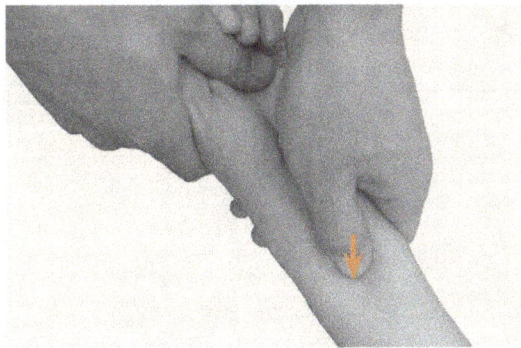

图 3-22　点揉内关

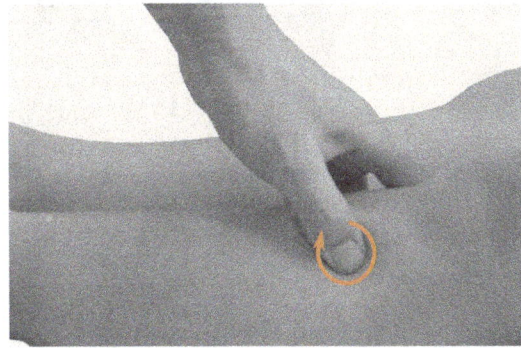

图 3-23　点揉足三里

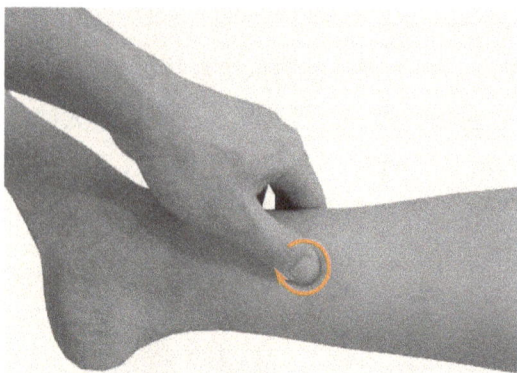

◆•◀ 图 3-24　点揉三阴交 ▶•◆

(3) 掌揉法：患者俯卧位，术者站于其身侧，用一手的掌根置于背部膀胱经上，其五指微张开，稍向上翘起，以腕关节运动带动掌根及其皮下组织一起揉动。时间为 5 ~ 6 分钟。（图 3-25）

(4) 弹拨法：患者俯卧位，术者站于其身侧，双手拇指重叠或并列分别置于肝俞、脾俞、胃俞上，做与该处肌纤维肌腱成垂直方向来回拨动 6 ~ 7 次。（图 3-26）

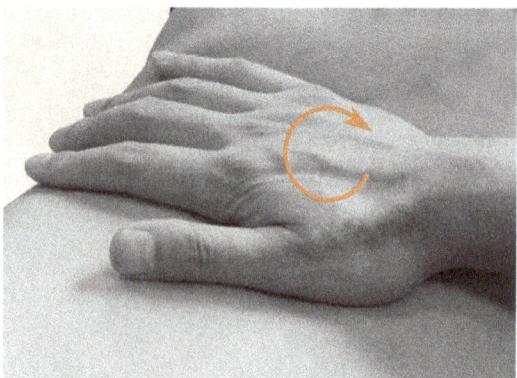

◆•◀ 图 3-25　掌揉法 ▶•◆

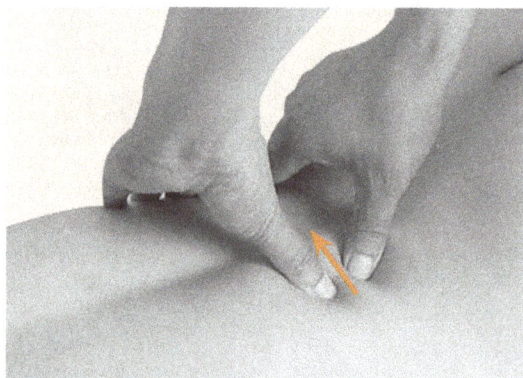

◆•◀ 图 3-26　弹拨法 ▶•◆

(5) 拿风池、肩井：患者坐位，术者站于其身后，用大拇指和其余四指相对用力分别作用于风池、肩井穴上，作节律性的提捏。每穴约 3 ~ 5 分钟。（图 3-27，图 3-28）

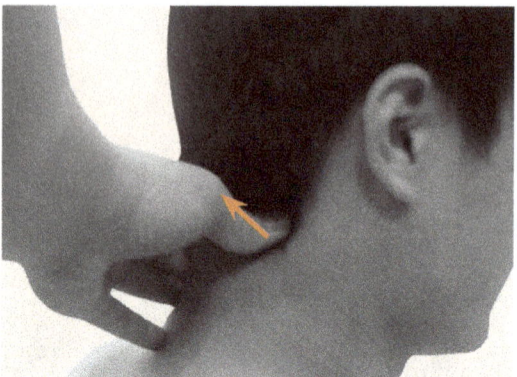

◆•◀ 图 3-27　拿风池 ▶•◆

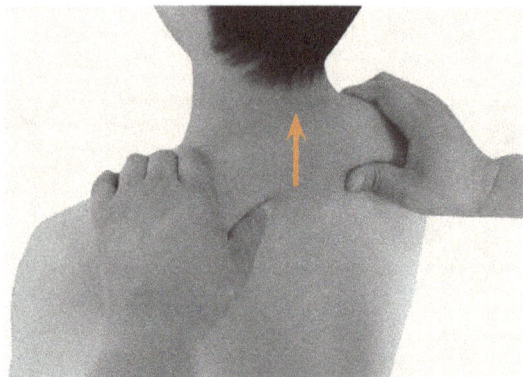

◆•◀ 图 3-28　拿肩井 ▶•◆

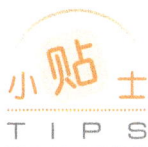

保持情志舒畅，注意休息，增强适当的体育锻炼。

慢性支气管炎

慢性支气管炎是由于感染或非感染因素引起的气管、支气管黏膜及其周围组织的慢性非特异性炎性变化，黏液分泌增多。临床上以咳嗽、咳痰反复发作为特点。本病属于中医学的"咳嗽"、"痰饮"、"咳喘"范畴范畴。

✳✳ 临床表现

（1）病程较长，反复发作，多发于冬春季节。

（2）以咳嗽、咳痰为特征，重症者多伴有气急。咳嗽以清晨及睡前明显加重；咳痰以白色黏液性痰为主，痰量多。

（3）早期多无异常体征，病程稍长后可在背下部听到干、湿啰音。

（4）胸部 X 线检查时可见肺纹理增粗和紊乱。

✳✳ 按摩治病小窍诀

（1）**掌推背部**：患者俯卧位，术者站于其身侧，用掌着力于背部，上自大椎穴下自至阳穴及两侧膀胱经循行部位施以单方向的直线推动。约 8 ～ 10 分钟。（图 3-29）

（2）**掌擦背部**：患者俯卧位，术者站于其身侧，用掌擦法上背部区域操作，要求深层有透热感，时间持续约 1 分钟。施术时掌指面着力于施治部位，触于皮表，循于肌肤，往返地横向推擦。本法浮而不沉，作用于肌肤，滑而不滞，比摩法速度快，

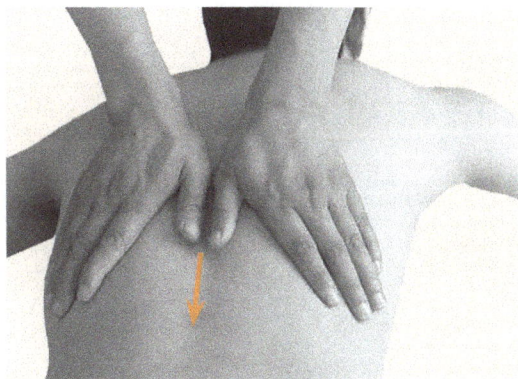

图 3-29 掌推背部

着力持续连贯,速度要均匀。操作时沉肩,屈肘,悬腕,将力集中于施术之掌指。(图3-30)

(3) 拍后背:患者俯卧位,术者站于其身侧,以手掌轻拍患者上背部,时间持续约1分钟。施术时五指并拢微屈,用手腕部的自然摆动带动手掌着力于施治部位,作起落反复拍打患处体表的动作。注意要虚掌拍打,用力要均匀,掌指同时着力于患部,要按一定的顺序进行,以局部发生轻微振动,皮表略发红,患者自感施治的部位有轻微的颤动并舒适为宜。(图3-31)

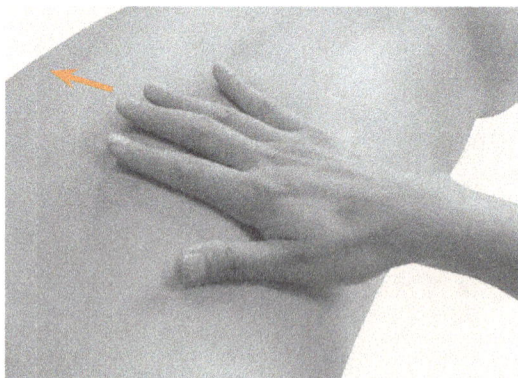

◄ 图3-30 掌擦背部 ►

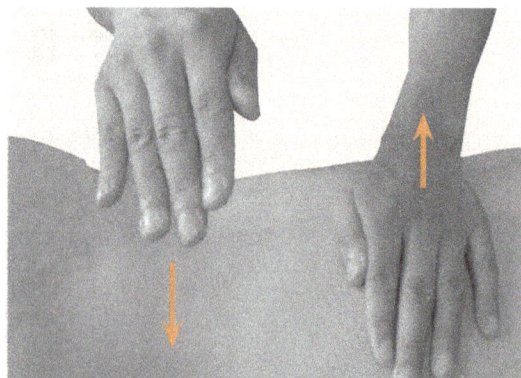

◄ 图3-31 拍后背 ►

(4) 按揉穴位:患者去坐位,术者站于其身侧,用大拇指指腹依次按揉大椎、风门、定喘(图3-32)、肺俞(图3-33)、中府、太渊、尺泽等穴位,以酸胀为度,每穴约1~2分钟。

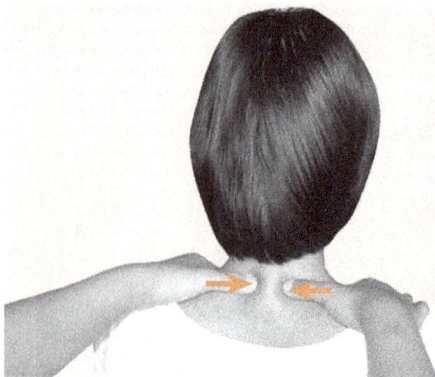

◄ 图3-32 按揉定喘 ►

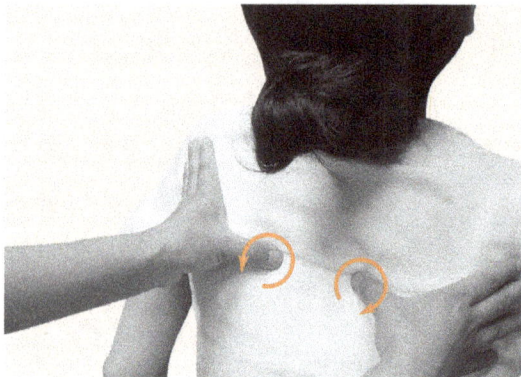

◄ 图3-33 按揉肺俞 ►

(5) 指摩膻中:患者取仰卧位,术者站于其身侧,在膻中穴施以指摩法2~3分钟,力度以患者自觉舒适为宜。施术时用示、中、环指自然伸直,指面附着在体表的一定部位上,作环形而有节奏的抚摩。注意上肢及腕部放松,前臂带动手指作缓和协调的环旋

抚摩。用力宜轻不宜重，速度宜缓不宜急。（图3-34）

（6）分推胁肋：患者仰卧位，术者站于其身侧，用手在肋弓部作分推法20～30次。分推胁肋时十指微屈或以两手拇指桡侧及大鱼际着力于胸部由中间沿肋间隙向两侧分推。注意着力部位要紧贴皮肤，压力适中，做到轻而不浮，重而不滞。注意分推时应手指在前，掌根在后，沿着肋间隙的走向分推，速度要均匀。（图3-35，图3-36）

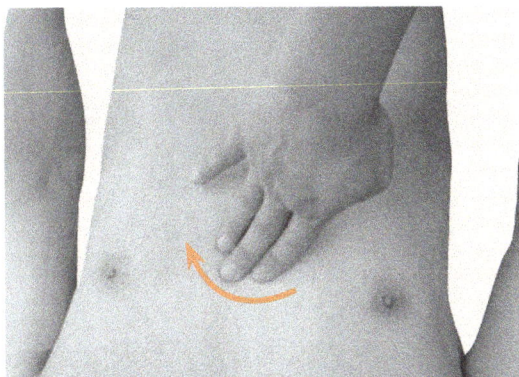

图 3-34　指摩膻中

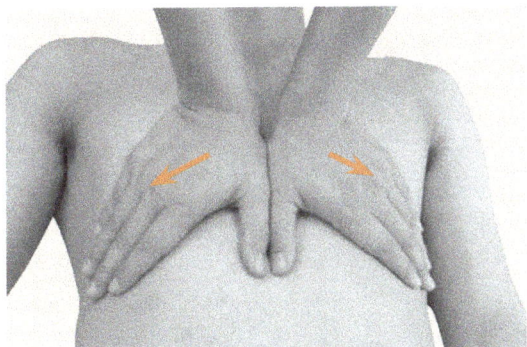

图 3-35　分推胁肋 1

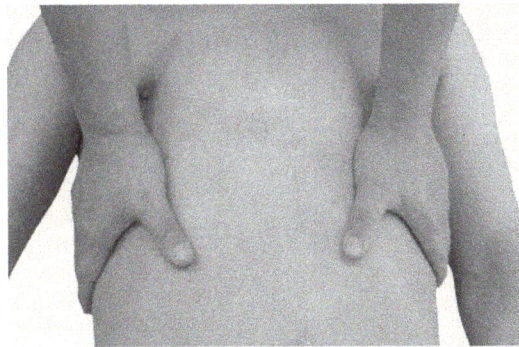

图 3-36　分推胁肋 2

（7）点揉丰隆：患者仰卧位，术者站于其身侧，以拇指点揉丰隆穴，力度以得气为度，时间持续约1分钟。点揉时先用拇指指端着力于治疗部位，用力向下持续按压人体的穴位同时配合拇指带动深层组织的轻柔缓和的环旋活动。注意拇指指端要吸定于治疗部位，施加的压力要均匀，揉动幅度要适中。（图3-37）

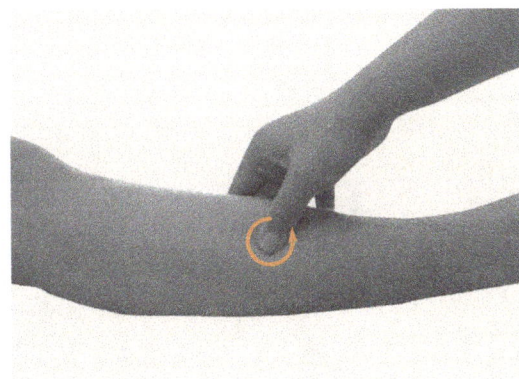

图 3-37　点揉丰隆

小贴士 TIPS

（1）注意保暖，避免受凉。
（2）适当锻炼身体，增强体质。